ナラティブに基づいた デンタルコミュニケーション

石川 明 監著／芳賀浩昭 著

NBMからはじまる新しい歯科医療

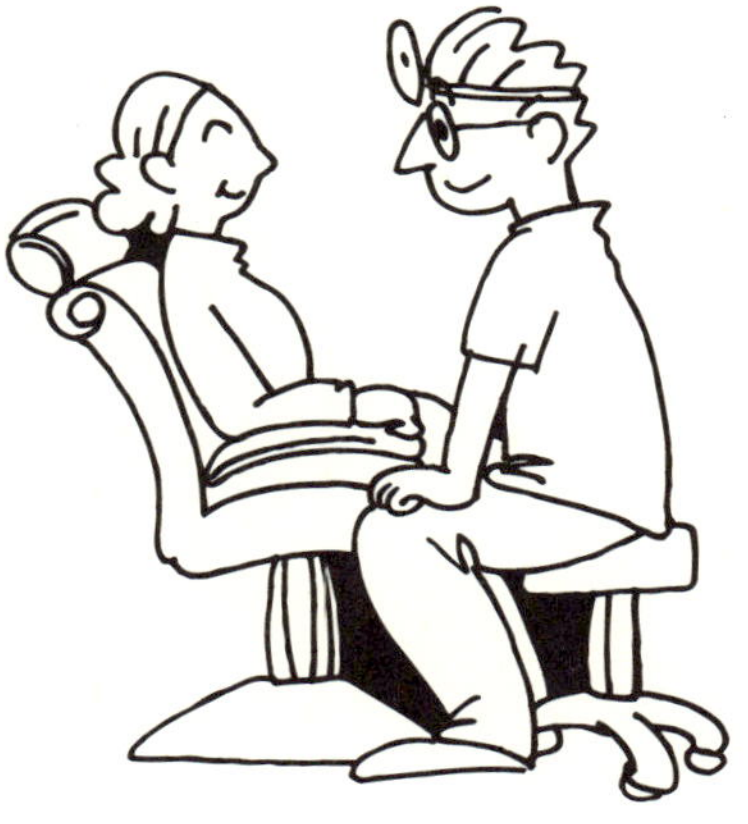

クインテッセンス出版株式会社　2006

Tokyo, Berlin, Chicago, London, Paris, Barcelona, Istanbul, Milano, São Paulo, Moscow, Prague, Warsaw, New Delhi, and Beijing

はじめに……患者さんとのすれ違いに悩んでいた日々

個人的な話で恐縮ですが、私は開業して20年近くになります。

20代の頃は、とにかく治療技術の向上こそが一流の歯科医師への道に直結すると信じ、やみくもに本を読み、講習会に参加しました。その結果、それなりに技術も向上し、若さたるゆえんか、「自分の技術があれば、患者さんを幸せにできる」といった、ある意味で怖いもの知らずの自信を抱くようになっていきました。

Aさんという患者さんの治療を行ったのは、ちょうどそんな頃です。

Aさんは、開業当初から通院していただいていた中年の女性で、最終的にはフルマウスに近い補綴処置を行いました。まず、歯周治療・歯内治療などから始まり、最終補綴にいたる治療計画を立案し、その計画に沿って治療を進めていきました。技術や材料に関しても、講習会で学んだその当時では最新のものを用いました。経過は順調で、治療終了時にはもちろんAさんも喜んでくださると信じて疑いませんでした。

ところが、最終補綴物を装着し、これからメインテナンスに移行しようというときに、私は衝撃を受けることになりました。Aさんは、涙ながらに「私はこんな治療を望んでいたのではなかった……」とおっしゃったのです。

私なりに十分説明もしたつもりでしたし、コミュニケーションもよく取れていると思っていました。それに加えて、自分ではAさんのために最善と思える治療をし、喜んでもらいたい一心でやってきたつもりでした。それなのに、昔からよく知っているAさんにそのようなことを言われてしまったのです。

これは私にとってとても大きなショックでしたが、当時の私は、自分の治療技術が未熟なためだと思い込み、ますます技術の研鑽へと突き進んでいきました。ところが、治療技術が向上すればするほど、このような患者さんとの微妙なすれ違いも多くなっていったのです。自分では、患者さんと十分にコミュニケーションを取り、よく説明して患者さんが納得したうえで治療を進めていたつもりでした。しかし、何となく釈然としない患者さんの様子を見るたびに、もどかしい思いを抱えるようになっていきました。

そんな折、たまたまカウンセラーをやっている知人に会う機会がありました。昔話に花が咲くうちに、いつの間にか、私は彼に自分の悩みを打ち明けていました。そのとき、ふとあることに気がつきました。彼の話の聴き方は、私とは根本的に違うのです。私が話を「聞く」のに対して、彼の場合は話を「聴く」のです。

広辞苑によれば、「広く一般には〝聞〟を用い、注意深く耳を傾ける場合は、〝聴〟を使う」とあります。つまり、「聞く」場合は自然と耳に入ってきて、何となく聞くのに対して、「聴く」場合は、集中して耳を傾け、理解しようとします。そして、そのカウンセラーの知人から、話を「聴く」ことはコミュニケーションの第一歩であり、「聴く」ことを通して患者さんを理解しようとし、コミュニケーションをはかっていってはどうかとアドバイスをもらいました。

私は今まで、患者さんの話を「聴く」ことをしようとせず、ただ「聞いた」だけだったのだと痛感しました。それでは、患者さんとのコミュニケーションがうまく取れなくて当然です。Ａさんが涙を流しながらあのようにおっしゃったのも、技術が未熟なためだけではなく、Ａさんが本当に望む治療が何かということを「聴く」ことなしに治療を進めた結果であったのだと、このときようやく気がつきました。

さっそく私は、そのアドバイスのとおり、患者さんがおっしゃることを必ず「聴く」ように努めました。するとどうでしょう、患者さんの様子も少しずつ変わってきたのです。今までは、こちらが尋ねてもなかなか答えてくれなかった個人的な背景・価値観・美意識なども、自ら話してくれる方が増えていきました。

その後は、自分なりにセミナーや書籍などでカウンセリングやコミュニケーション学の勉強を続けていきました。その結果、徐々にではありますが、患者さんとの関係が良くなってきました。患者さんから感謝の手紙をいただくことも多くなり、それらの勉強もますます楽しくなっていきました。そのうちに、勤務医やスタッフにも変化が現れてきました。はじめは、私の態度が以前と変わったことを理解できないようでしたが、患者さんの態度が変化してきたのを目の当たりにすると、彼らもすすんで患者さんの話を「聴く」ようになってきました。

その後はさらに、患者さんとのコミュニケーションなどについて学んだことを、医院内の勉強会で積極的にアドバイスするようにしていきました。そして、勤務医やスタッフへのアドバイスやレッスンをしていく中で、歯科医療におけるコミュニケーション学をきちんと系統立てて説明できないかとの思いが強くなっていきました。

そんな折、２００４年に横浜で行われた日本歯科医学会総会・学術大会にて、ロンドン大学のトリシャ・グリーンハルが行ったＮＢＭ（ナラティブ・ベイスト・メディスン／Narrative Based Medicine：物語と対話に基づく医療、以下ＮＢＭ）についての講演を聴く機会がありました。数年前に、ＮＢＭという言葉を聞いたことはありましたが、そのときは、単純に「患者さんの話をよく聴いて治療することだろう」といった程度にしか思っていませんでした。しかし、実際に講演を聴いてみると、自分の理解の浅さや誤解に気がつきました。

それから、ＮＢＭに関する多くの文献を読み、学んでいくうちに、ＮＢＭを用いることで、歯科医療におけるコミュニケーション学を、単なる経験則に基づくのではなく、きちんと理論的に構築できるのではないかと思いはじめました。

本書は、医科をはじめとしてすでにさまざまな分野で活用されているNBMを、歯科医療の観点からとらえ直し、日常の歯科臨床においてどのように実践していくべきかを提示しています。

NBM自体、まだ歴史が浅い学問ですし、いまだ完全に方法論が確立されているとは言えないでしょう。また、私の解釈にも多少のズレや主観が働いている部分があるのはお許しいただきたいと思います。しかし、今回、私自身が理解していること、実際に行っていることを読者の方々にご紹介することによって、多少なりとも日常臨床の中において、患者さんとの関係向上に役立ち、先生方の治療技術がスムーズに患者さんの幸福につながることへの一助になればと願っています。

２００６年５月吉日

石川　明

もくじ

CONTENTS

はじめに――患者さんとのすれ違いに悩んでいた日々……3

第1章　NBMを正しく理解する――15

第2章　なぜ今、NBMが必要なのか？――41

イラスト：伊藤 典

第1章

NBMを正しく理解する

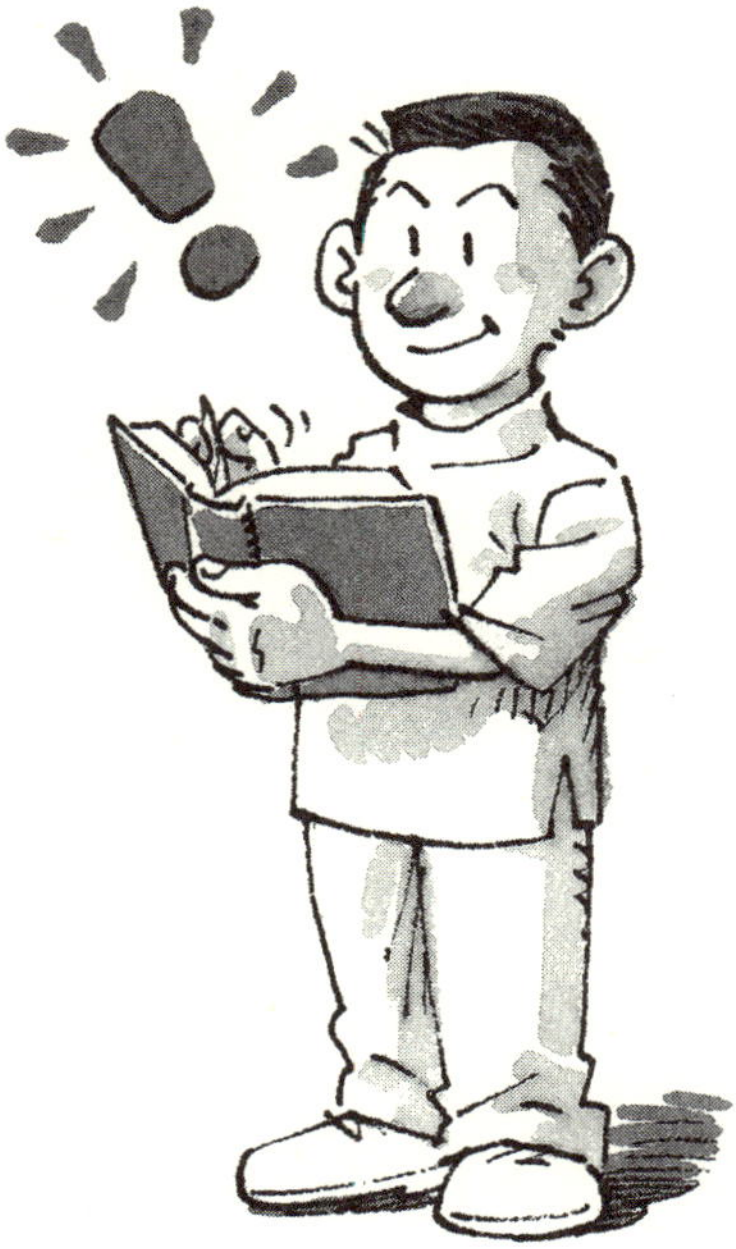

ＮＢＭは新しい学問である

近年、ＥＢＭ（エビデンス・ベイスト・メディスン／Evidence Based Medicine：科学的根拠に基づく医療）の重要性がさかんに唱えられています。ＥＢＭは、臨床疫学的データを治療現場に生かすことによって、患者さんに有益な効果をもたらすための方法論ですが、一方で、「科学的」という側面だけが強調されすぎた結果、「ＥＢＭは科学一辺倒の患者に冷たい医療である」という誤解を生む結果ともなりました。そのため、医師と患者の相互交流的な側面をもう一度見直そうという動きが、ＥＢＭの研究者であるイギリスの一般臨床医の中から起こってきました。

このムーブメントは、後にＮＢＭ（ナラティブ・ベイスト・メディスン／Narrative Based Medicine：物語と対話に基づく医療）と呼ばれることになります。このＮＢＭという概念を初めて定義しているのが、トリシャ・グリーンハルとブライアン・ハーウィッツにより１９９８年に出版されたモノグラムです。この翻訳が斎藤清二、山本和利、岸本寛史らによって日本で２００１年に出版され、続いて臨床現場でのＮＢＭ実践経験をまとめた『ナラティブ・ベイスト・メディスンの実践』が斎藤氏、岸本氏によって２００３年に出版されました。また、河合隼雄は、２００１年に『精神療法』第27巻第1号の中で、心理療法の中での「物語」の重要性を述べており、その後もＮＢＭに関する論文を数々発表しています。

最近になり、ＮＢＭに関する数々の学術論文や雑誌記事などが相次いで発表され、各方面の研究者によってさかんに研究されていますが、ＮＢＭはまだ比較的新しい学問で、完全に確立されてはおらず、発展途上の学問であるといえます。

ＮＢＭの正しいイメージをつかもう

「ＮＢＭ」という言葉から、読者の皆さんはどのようなイメージをもたれるでしょうか。たとえば、

・初めて聞いた
・よくわからない
・インフォームドコンセントみたいなもの
・ＥＢＭに対抗するもの
・心療内科での用語で、歯科とは直接関係ない
・患者さんの話をよく聞くこと

などではないでしょうか。

私たちも最初は、こうしたイメージしか抱いていませんでした。しかし、学術誌や講演などでＮＢＭという言葉をしばしば耳にするようになり、さまざまな専門文献を読み、自分たちなりに研究をしていくと、ＮＢＭのもつ奥深さが徐々にわかってきました。一言で言うとＮＢＭの概念は、コミュニケーションをより円滑にするための基盤となるものだということです。

ＮＢＭでは、ナラティブ（語り、物語の意）を中心にして考えます。これから順を追って解説をしていきますが、ＮＢＭやナラティブという考えを日常臨床に導入することにより、今までの対患者さん、対スタッフとのコミュニケーションが劇的に変わります。今まで「あの人の考えていることはよくわからない……」と思っていた患者さんのことがだんだんわかってくる、今まで見えなかったスタッフの一面に気がつく……。さらには、医院経営においても大きな成果が出てきます。

筆者らのクリニックにＮＢＭが導入されたのは、２００４年の秋です。それまでも心理学やコーチング、コミュニケーション学のテクニックを学んで研究し、日常臨床に取り入れていました。そして、それによってある程度の結果を得られましたが、さまざまなテクニックを取り入れたために一貫性に欠け、成果が伸び悩んだ感がありました。そこで、筆者らはＮＢＭに着目したのです。ＮＢＭの視点を日常臨床に導入して1年後くらいから、徐々に成果が出てきました。患者さんとのコミュニケーションが良好になり、スタッフ間の意思疎通もスムーズになりました。加えて自由診療比率も上昇してきました（23ページ、コーヒーブレイク参照）。この間、とくに目新しいことをしたわけではありません。今までどおりの臨床を行っていただけです。

さっそく、著者らの臨床を大きく変えたといってもいいＮＢＭについて、説明を始めていきましょう。まずは、ＮＢＭと日常臨床との関係についてです。ＮＢＭの第一人者であるトリシャ・グリーンハルは、一般医療におけるＮＢＭの特徴を以下のように定義しています。

１　「患者の病い」と「病いに対する患者の対処行動」を、患者の人生と生活世界における、より大きな物語の中で展開する「物語」とみなす

ＥＢＭのみを重視した今までの医療では、患者さんの「病い」、つまり病気を患者さんから切り離して考える傾向にありました。そこでは、病気を一つの現象としてとらえ、ときには〝病気を診て患者さんを診ない〟という事態も起こっていたといえます。

たしかに、医療において科学的な側面は重要です。どんな医療行為にも科学的根拠は必須ですし、病態を科学的に解明していくことは医学の発展に必要だからです。しかし、患者さん一人ひとりの「病い」をひとくくりの科学的な「病態」としてとらえられるかとい

うと、それは難しいと言わざるを得ません。「病い」に対する考え方は、人それぞれ異なります。そして、それには患者さんの物語、つまり人生や生活、職業、考え方などといったものがかかわってきます。ＮＢＭでは、そうしたすべてを含めて「病い」をひとくくりの「物語」とみなすのです。

2　患者を、物語の語り手として、また、物語における対象でなく「主体」として尊重する。同時に、自身の病いをどう定義し、それにどう対応し、それをどう形づくっていくかについての患者自身の役割を、最大限に重要視する

医療現場において、患者さんはまず自分の主訴や症状を語ります。医師はそれらを聴き、検査結果などと総合して診断をしていきますが、そうした過程で、患者さんの話はこれまで「診断と今後の治療方針を決定するためだけのもの」としてみなされる傾向にありました。

ＮＢＭの視点では、この立場が大きく異なります。医師は患者さんの話を聴くことに徹します。あくまで主人公は患者さんであり、医師はいわば伴走をするだけです。患者さんが自分の物語を語り、整理し、形づくっていく過程を医師が手助けするのです。そのとき、けっして医師は自分の物語を押しつけたりはしません。

3　一つの問題や経験が複数の物語（説明）を生み出すことを認め、「唯一の真実の出来事」という概念は役にたたないことを認める

患者さんと医師との対話において、患者さんは自分の病状をさまざまな視点から話します。今までの経過、それにともなって自分の生活がどう変化したか、周囲にどのような影響を及ぼしたか……などを思いつくままに述べていきます。ときには前後の内容が一致しないこともあるかもしれませんが、この過程では、患者さんのさまざまな物語が語られていきます。一方医師は、診断し、治療を進めていくため、知らず知らずのうちに患者さんの話に一貫性を求めてしまいがちです。そして、一貫性のない患者さんの話にとまどい、「唯一の真実の出来事」を追い求め、それに合致しない患者さんの物語を切り捨ててしまうのです。

ＮＢＭの視点では、患者さんの病状に複数の物語が存在することを認めます。そして対話の中で、患者さんの一つひとつの物語と医師の物語とをすり合わせていくのです。

4　本質的に非線形的なアプローチである。すなわち、すべての物事を、先行する予測可能な「一つの原因」に基づくものとは考えず、むしろ、複数の行動や文脈の複雑な相互交流から浮かび上がってくるもの、と見なす

医療現場においては、患者さんの病状を「原因と結果」という関係で考えがちです。た

とえば、歯周病の患者さんを診るときに、「原因＝ブラッシングをおろそかにした」「結果＝歯周病になった」という図式をつくってしまうのです。しかし、その患者さんが歯周病になるまでには、実はさまざまな物語があったはずです。歯磨きがきちんとできない何らかの事情があったのかもしれません。あるいは歯周病について正しい知識がなかったのかもしれません。それを医師側の一方的な考えで、「歯周病になったのは、歯磨きをしなかったせいだ」と決めつけてしまっては、医師の物語を一方的に押しつけることになってしまいます。

5　治療者と患者の間で取り交わされる（あるいは演じられる）対話を、治療の重要な一部であるとみなす

前述したように、医療の現場では、患者さんと医師との対話はあくまで「治療に必要な情報を得るためのもの」といった考えが主流です。「患者さんと医師との対話が重要な治療の一部となるのは、おもに精神科での心理療法などにおいてである」というイメージも強いでしょう。しかし、ＮＢＭの視点では、対話そのものを治療の中心とみなします。歯科領域では、対話だけで患者さんを治癒させることはできません。しかし、患者さんを治癒させ、感動していただくというゴールに導くにあたって、ＮＢＭの視点は強力なツールになりえます。

コーヒーブレイク

ＮＢＭがもたらした経営的成果

筆者（石川）の主宰するスタディグループに属する歯科医院と、医院経営のアドバイザーを務めている歯科医院の計15軒の医院に、２００４年の秋ごろより本格的にＮＢＭの概念を導入し、デンタルコミュニケーションの各種ツール（詳しくは第4章）を指導してきました。

それから1年あまり、この本の執筆中にそれらの医院の成果が少しずつ出てきました。まず、リコール率と再初診率の上昇がすべての医院で見られました。そして12軒の医院で自由診療比率も向上したのです。

その間、とくに無理なコンサルテーションをすることは一切ありませんでした（無理なコンサルテーションは、筆者たちが目指すＮＢＭによるデンタルコミュニケーションのコンセプトとは相反するものです）。これらの医院は、無理に医院収入を伸ばそうとしたのではなく、患者さんのナラティブを理解しようと努め、オーダーメイドの治療を目指した結果なのです。

ナラティブは人生そのものを表す

「ナラティブ（narrative）」は、日本語に訳すと「物語」「語り」となります。つまり、ここまで繰り返し出てきた「物語」に相当するのが「ナラティブ」なのですが、この「物語」は、いわゆる小説などの類ではありません。人が生きている世界、つまり人生そのものを指します。ＮＢＭを理解するにあたっては「ナラティブ」という言葉が大きな鍵となりますので、ここで詳しく解説していきましょう。

前述のトリシャ・グリーンハルは、「ナラティブ」を以下のように定義しています。

A story (or narrative), by definition, is a subjective account of events unfolding over time. Stories are a natural and universal form of human communication. We are all born with the instinct to pay attention to stories and seek meaning in them. Stories create engagement through metaphor, rich imagery, surprise, suspense and other literary devices. For this reason, stories are particularly useful for exploring the perceptions and experiences of the sick, the forgotten, the vulnerable, the poor, the old, the social minorities, and other excluded groups. Stories are holistic. They can capture all the elements of a problem, and they resist simplistic, linear explanations or solutions. Stories are dynamic. They show how the elements of the problem relate to one another, and how these relationships change with time. Stories are sense-making devices – that is, they allow a person to look back at what happened and interpret it in a way that gives meaning and coherence.

つまり、ナラティブには、

・コミュニケーションの自然で普遍的な形である
・とくに病気の人間や社会的弱者を理解するのに役立つ
・全体的であり、問題の要素をすべてとらえることができる
・単純な説明・解決策とは相反するものである
・その人に起こったことを振り返って、そこに意味と一貫性を与えることで、解釈を可能にする

などの特長があるということです。

「ナラティブ」という言葉は、その意味が示すとおり、もともとは人文科学の分野での用語でした。人間の織りなすさまざまな行動や関係を、言葉、そしてその集合体である「語り」「物語」という視点でとらえなおす作業を象徴的に表す言葉がナラティブです。こ

うした視点をもとにして日常の医療を考えると、今までの医療とはまったく違ったものが見えてきます。ナラティブは、臨床現場で飛び交っている言葉を組織化し、そこに一貫性を与えてくれます。そして、今までとは違った、患者さんと医師との関係が成立してくるのです。

１９８０年代後半からは、人文科学、社会科学、医学、看護学、福祉学などの分野で、ナラティブへの関心が高まってきました。医療人類学では「病のナラティブ」に関する研究が行われ、心理療法の中には、新たに「ナラティブ・セラピー」が加わりました。また、臨床医学の分野こそ、実はナラティブの視点をもっとも必要としていました。なぜなら、臨床の場は「語り」に満ちているからです。

一見すると、言葉だけを特別視するのはおかしいと思われるかもしれません。しかし、言葉は臨床の中でなんらかの形で深く関係しているものです。患者さんが自身の症状を訴えるのにも言葉を使い、医師がそれを聞いて診断するのにも言葉が必要です。また、治療を進めていく際にも、私たちは言葉を用いて、治療方針を説明します。言葉はすでに臨床現場において必要不可欠で、臨床医学と切っても切れないものになっているのです。

人間社会全体をみても、言葉の役割というものが非常に重要なのは言うまでもありません。人とのコミュニケーションはもちろん、情報の伝達、記録、どれをとっても言葉抜きには考えられません。そして、言葉が組み合わさって「物語」となったときに、それは非

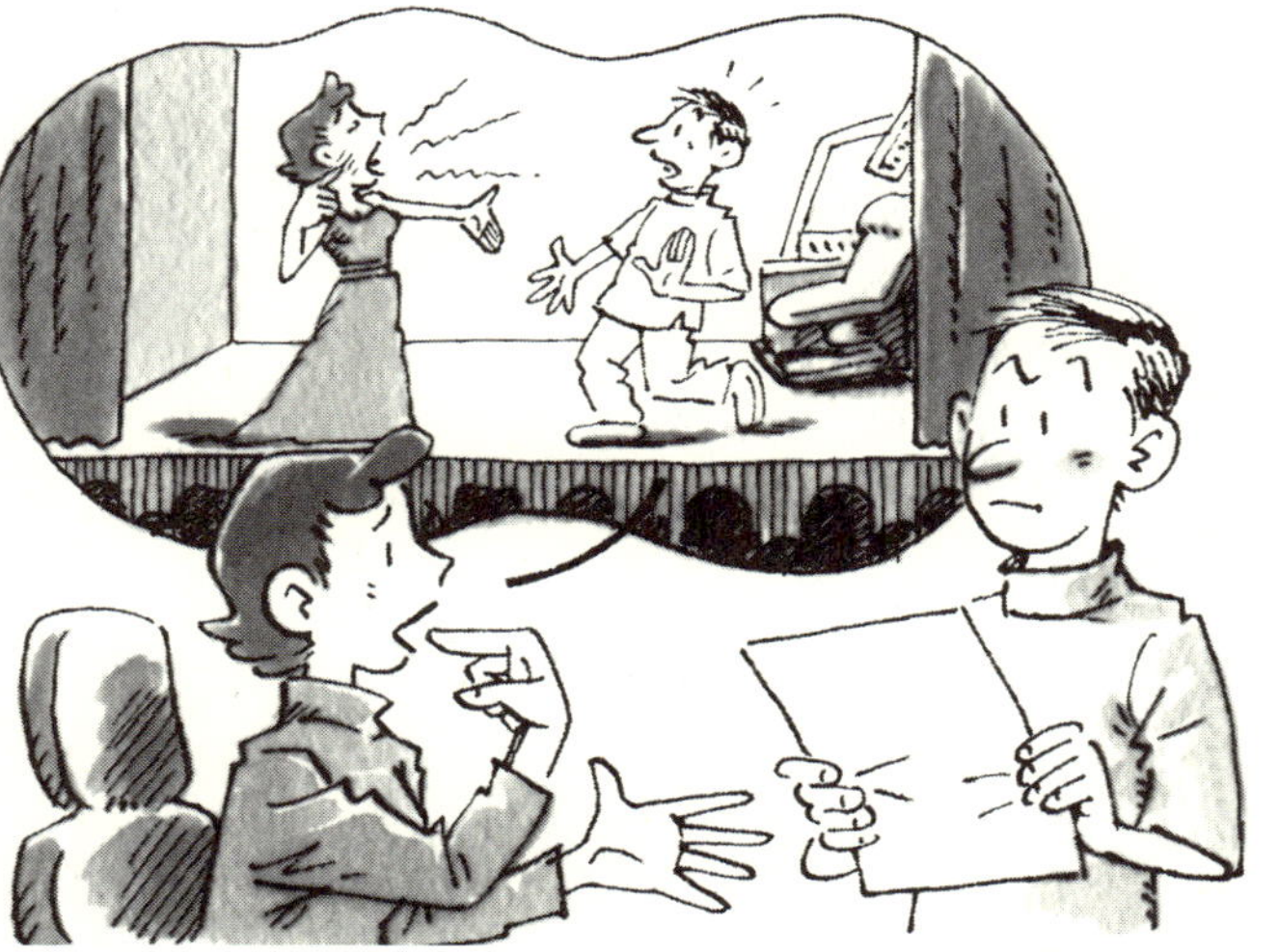

常に大きな力を持つことになります。「人は、それぞれの物語の中で生きている」などと言うように、物語は、同じく言葉の組み合わせである小説などとは違い、私たちの人生そのものを表すものとして認識されています。たとえば「自叙伝」には、その人の人生が物語という形で語られます。

日常臨床における私たち歯科医師と患者さんの関係も、まず言葉をやり取りするところから始まり、物語となっていきます。ある一人の患者さんが歯科医院を訪れて、病状を歯科医師に説明したとしましょう。そのとき、患者さんは「患者としての物語」を歯科医師に話します。患者さんのさまざまな物語、たとえば「痛みの物語」や「噛めない物語」の中で、私たちは、歯科医師という登場人物になります。

患者さんにとって、私たち歯科医師は重要な登場人物です。なぜなら、歯科医師は患者さんの物語を受け止める存在となっているからです。それを受け止めてもらえなければ、患者さんの物語はただの独り言になってしまいます。歯科医師がきちんとその物語を受け止めることにより、患者さんは自分の物語を確かなものとして治療へと入っていくのです。

また、患者さんのそうした「痛みの物語」や「噛めない物語」の背景には、「本当は先生がすすめるように、長期的に通院してじっくり治すのがいいのだろうけど、これだけ残業が多いと頻繁には通えないな……」「インプラントがいいのはわかっているけど、子供の学校の入学金で貯金もだいぶ減ってしまったし……」などといった、社会人として、あるいは家庭人としての物語も存在しています。

歯科医師は一般的に、患者さんの物語を受け止める、つまり話を聴いて理解するという行為が苦手です。ましてや、その物語の背景にさらなる物語が存在するとは考えもしません。えてして、患者さんの話を聞きながら、すぐに頭の中で治療法を考えてしまいがちです。

歯科医師が患者さんの物語を受け止め、治療へと役立てていくには、ある程度の知識と技術が必要です。これらについては、第4章で詳しく述べていきましょう。

医療は患者さんの苦しみを聴くことから始まった

「苦しみ」とは、言うなればその人のナラティブですが、もともと医療は、患者さんの苦しみを聴くことから始まりました。近代医学が発展する前は、現代のような薬品も検査器具もありません。目の前の苦しんでいる患者さんの横に座って、その苦しみが少しでも癒されることを望む姿勢が、医師にとっては大切でした。そのとき、患者さんの語りに真剣に耳を傾け、それを受容して共有する、このような親密な対話が医療の基本と考えられていたのです。

ＮＢＭというと、何か抽象的で難解な概念のように思われがちですが、一昔前までなら当たり前のように行われていたことです。それが医学の発展とともに、患者さんのナラティブという主観的な概念よりも、各種検査データという客観的・断片的なものをより重視するようになってきました。それによって、患者さんを診るのではなく、病気という現象を診るという姿勢になってきたのです。

また、ＥＢＭの導入により、科学一辺倒の傾向に拍車がかかりました。本来ＥＢＭとは、疫学的情報や科学的情報を有効に活用することによって、患者さんに最新・最良の医療を提供しようという方法論です。それが本来の意味から離れて「科学的」という部分のみが一人歩きしてしまった結果、それを憂慮した臨床医が、ＥＢＭを実践する過程で患者さんとの相互交流的側面の重要性に気づき、ＮＢＭという新しい動きが出てきました。医療においては、エビデンスがとても重要視されています。しかし、実際の医療現場において、エビデンスを考慮に入れるだけでは解決できない部分も多くあり、必ずしも良好な治療が成り立たなくなりつつあるのが現実でしょう。

ナラティブに注目するということは、既存のシステムをおろそかにしたり、否定したりすることではありません。むしろ「言葉」という視点からそれらをとらえ直していくことです。現代の医療は科学的なデータを重要視してきました。しかし、実際の臨床の現場では、そうしたデータでは有効に説明できない場面も多々あります。

そして、そのような場面においても、やはり科学的なデータを追い求めてしまう傾向が今まではありました。科学的なデータを用いるのが困難な場合に、それを補うのがナラティブです。つまり、科学的説明が及ばない部分、もれてしまう部分を補完するものと言えます。そして、言葉に着目して、言葉の集合体である「物語」「語り」という視点から臨床を見直していくために生まれたのが、ＮＢＭです。一つ簡単な例を考えてみましょう。

ここに、同じような口腔内状態の5歳になるA君とB君という2人の小児の患者さんがいたとします。2人ともカリエスリスクが高く、口腔内に多数のカリエスをみとめ、う蝕治療も必要ですが、同時に予防処置も行っていく必要があります。しかし、似た口腔状態だからといって、同じ治療や予防処置を行っても、おそらく同様の効果は期待できません。それは、２人の患児には異なったナラティブがあり、保護者のナラティブもそれぞれ異なるからです。

つまり、Ａ君とＢ君は似たような口腔内といっても、同じ人間ではありません。それぞれ顔も、性格も、考え方も、好みも異なります。食事の時間も異なるでしょうし、おやつの時間も異なります。そして取り巻く環境も当然異なります。それらすべてがＡ君とＢ君のナラティブの違いなのです。保護者の生き方、保護者の性格、カリエスリスクについての認識の違い、子供の育て方の違い、考え方の違いといったものが保護者のナラティブの違いです。そして、カリエスリスクが高くなるという結果に至るまでには、いくつものナラティブがあったはずです。そこで、似た口腔内だからといって、通り一遍等のブラッシング指導を行い、保護者に注意点を指示しても、患児と保護者のそれぞれのナラティブを十分に理解していなければ、最大限の効果を得ることはできないのです。

臨床現場においては、患者さんと歯科医師との間で取り交わされる言葉が合わさって、物語をつくっていきます。私たち歯科医師の物語と患者さんの物語が出会い、共有されて、エビデンス、つまりＥＢＭに基づく治療へと融合するための橋渡しがＮＢＭです。ＥＢＭが科学的根拠に基づいて医療行為を行っていくのに対して、ＮＢＭは患者さんのナラティブというあいまいなものに着目していくため、一見すると相反するもののように思われます。しかし、それらは表裏一体のものであり、実はＥＢＭとＮＢＭは、患者さんに最良の医療を施すための相補的な関係にあります。ＮＢＭをより深く理解するために、次にＥＢＭについて解説していきましょう。

まずはEBMをきちんと理解しよう

ＥＢＭ（エビデンス・ベイスト・メディスン／Evidence Based Medicine：科学的根拠に基づく医療、以下ＥＢＭ）とは、約10年前よりさかんに唱えられるようになってきた言葉です。ここでは、その定義を再確認し、ＮＢＭとの接点を考えていきましょう。

私たちは、ＥＢＭについてわかっているようで、実際に説明を求められるとうまく説明できないことが多いものです。また、「ＥＢＭは大学病院や一部の研究施設のためのもので、一般開業医にはあまり関係がない」と考えている歯科医療関係者も依然として多いかもしれません。実際の臨床の場ではまだまだＥＢＭに対する認識度は低く、歯科衛生士や歯科技工士などのコ・デンタルスタッフはもちろん、多くの歯科医師にも十分に認識されていないのが現状でしょう。今までＥＢＭという言葉を雑誌で読んだり、専門書で調べたりした経験のおありの方なら、そこに出てくる専門用語に面食らい嫌気がさすか、何となな

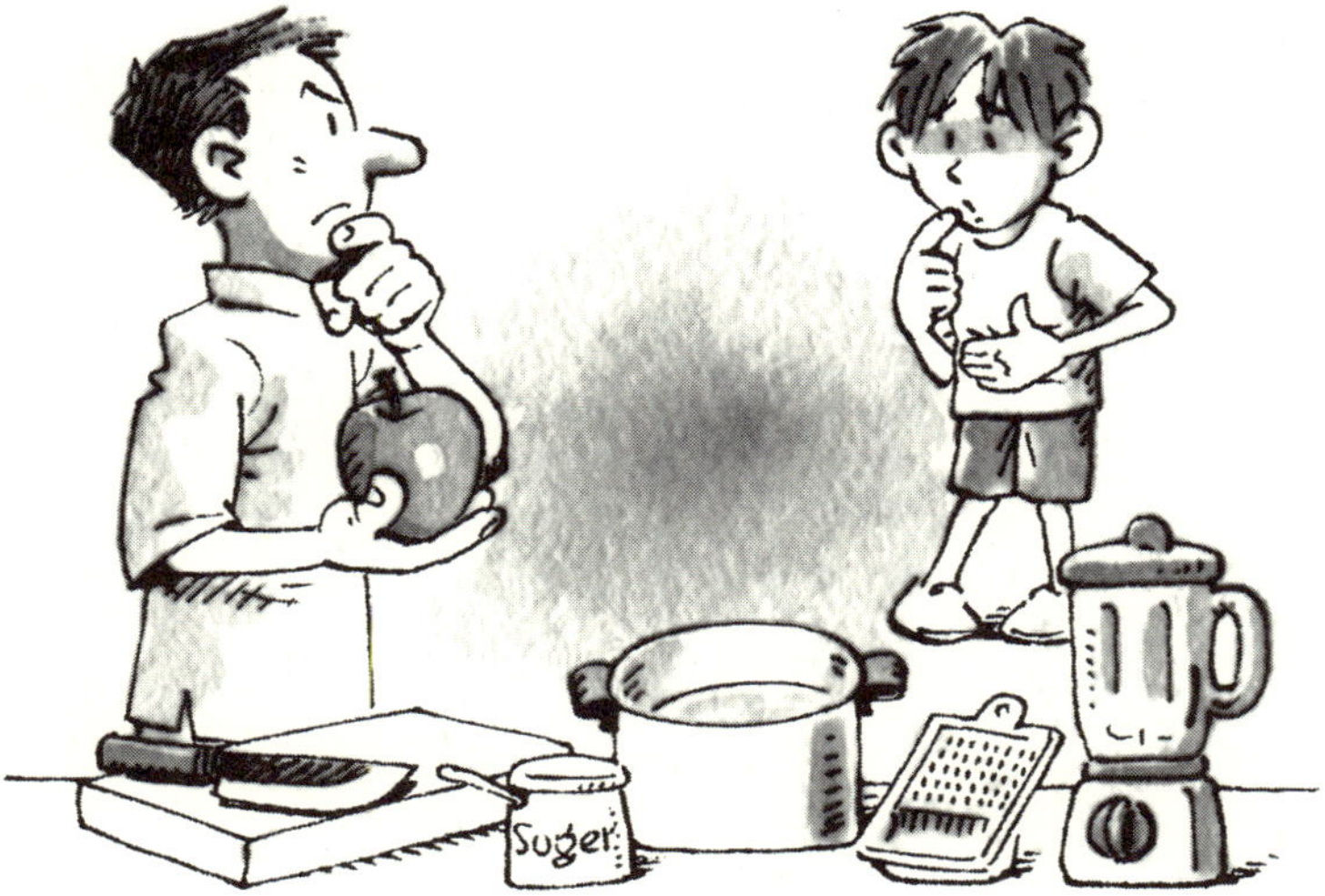

くわかった気になった経験をお持ちの方も多いと思います。

ＥＢＭをきちんと理解するためには、まずはわかりやすい例から入り、それをもとにして専門用語を整理していくのが近道です。ここでは、あるたとえ話をあげてみましょう。

いま目の前に、飢えに苦しんでいる子どもがいるとします。手元には古いリンゴがあるだけです。その子のおなかを満たすには、これを食べさせるしかありません。こんなとき、あなたはどうしますか？

古いからといってリンゴをすぐに捨てることはしないでしょう。なんとかして、この古いリンゴを食べさせてあげられないか考えるはずです。いたんでいるところがあっても、他の部分は大丈夫かもしれません。生で食べるのが危険なら、砂糖で煮込むなどして火を通せばいいかもしれません。また、子どもの状態も関係してきます。衰弱していれば十分な咀嚼ができないかもしれません。そのときは、擦りおろしたりする必要があるでしょう。それら一連の判断には、自分自身の経験も大切ですが、できれば他人からみてもわかる基準、つまり科学的根拠を利用したほうが、子供にとっても有益であることは明らかです。食べられるかどうか、そしてどうやって食べれば一番安全に食べられるかを判断する根拠として、経験ではなく科学的根拠に基づいた情報を利用するのです。そうすれば、他の人が同じような局面に直面したときにも、同じような判断を下すことができます。

今までは、リンゴを食べられるかどうか（＝診断）を医療者の経験に基づいて判断していたのを、エビデンスという科学的根拠に基づいて判断します。そして、食べられるという結論に至った（＝診断がおりた）場合、どのように食べさせるか（＝どのような医療行為を行うか）を決める際にも、科学的根拠に基づきます。そのとき、子どもの状態（＝患者さんの主訴・現症・現病歴・性格・人間性など）も当然考慮されなければなりません。そして、これら一連の流れを誰がやっても同じようにできる（＝再現性を持たせる）ようにしていくのが、一連のＥＢＭの流れです。

それまでの医療は、経験的医療、つまり医学知識を学習した医療者による個人的経験に基づく医療でした。そこでは医療者と医療行為が一体となっており、医療行為の根拠は個々の医療者にありました。これでは医療行為の再現性の保証はどこにもありません。極端に言えば、医療者が１００人いれば、１００とおりの医療行為が存在することになってしまうのです。ＥＢＭは、医療者から医療行為を切り離し、それを単独の形として独立させます。そして、医療者の経験によらない、客観的で新たな根拠が「エビデンス」となります。

したがって、ＥＢＭを一言で言えば、「日常のなかで経験に基づいて行われてきた医療行為を見直し、科学的根拠に従ってより効果の期待できる診療プロセスを明らかにし、実践することである。そして、再現性をもった医療行為の提供を目指す」となります。次に「ＥＢＭを実行するための５つのステップ」を紹介していきます。

ＥＢＭを実行するための5つのステップ

次ページの図1-1は、ＥＢＭを実行するための５つのステップです。

まず、〈ステップ１：問題の定式化〉です。患者さんの主訴を聴き、現症、現病歴、既往歴などの問診をします。患者さんからの情報を最大限、聴き取って整理します。そして

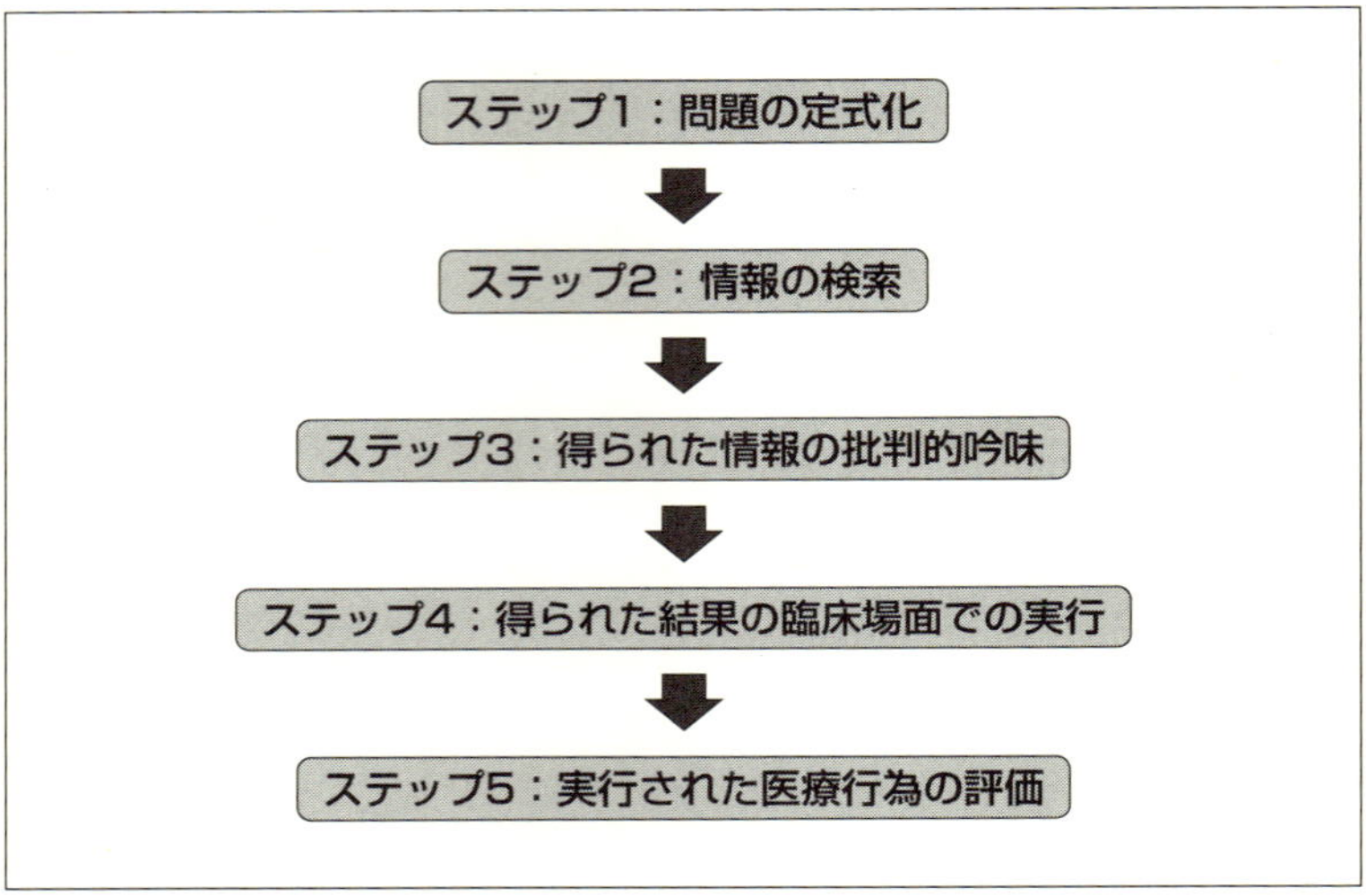
ステップ1：問題の定式化
ステップ2：情報の検索
ステップ3：得られた情報の批判的吟味
ステップ4：得られた結果の臨床場面での実行
ステップ5：実行された医療行為の評価

図１－１　EBMを実行するための５つのステップ。

病状をより深く理解するために、必要な検査（X線検査、歯周組織の検査、顎関節の診査、スタディ模型の製作など）を行います。

次の〈ステップ2：情報の検索〉〈ステップ3：得られた情報の批判的吟味〉では、いったん目の前の患者さんから離れます。文献や書籍、各種データベースを駆使して、患者さんの診断・治療に必要な科学的根拠に基づく知識を集め、吟味して有益かどうかを比較検討するのです。

こうして〈ステップ4：得られた結果の臨床場面での実行〉に進みます。ここでは、ステップ1で得られた患者さんからの情報と、ステップ2、3で得られた科学的根拠に基づく情報を統合していきます。

一般にＥＢＭというと、ステップ2、3

だけを指すと誤解されていることが多いのですが、このステップ４において有用な情報を患者さんに適応することが重要です。もう一度、古いリンゴの話を思い出してください。ステップ１で子どもの状態（＝患者さんの主訴、現症、現病歴など）を把握する。ステップ２、３でリンゴを食べられるかどうか、食べられるならその方法についての情報を集め、検討する。そしてステップ４で、子どもに最善の方法でリンゴを食べさせる（＝すべての情報を統合して診断し、処置をする）という流れになります。

ＥＢＭの実践とは、このように情報の統合を行って、患者さんにとって最良の医療を提供していくことです。そうして最後に〈ステップ５：ステップ１〜４の評価〉へとつながり、正しく行われ、期待された結果が得られたかどうかを検討するのです。このＥＢＭの実践が患者さんのためにきちんと行われるためには、ステップ１とステップ４がきわめて重要になります。つまり、問題を定式化するためには、目の前の患者さんから重要な情報をきちんと聴きだす必要があり、ステップ４では、得られたエビデンスを患者さんの性格や人間性、価値観などに照らし合わせて実行する、いわゆる「すり合わせ」が必要になります。

これら一連の流れにおいては、患者さんとの対話が欠かせません。つまり、ステップ１の「問題の定式化」とステップ４の「得られた結果の臨床場面での実行」は、ＮＢＭそのものなのです。

EBMとNBMは対立しない

以上、簡単に説明しましたが、EBMとNBMという、一見すると相反する概念のように思われていたものが、実は表裏一体のものであることが理解いただけたと思います。図1−2は、コミュニケーション情報の種類を唱えたアメリカの心理学者、メラビアンによる有名な法則です。この法則に従えば、患者中心の歯科医療を行っていくうえで、EBMは必要条件、NBMは十分条件と考えられます。それに医療者の必需品であるスキル、つまり治療技術が加わって、はじめて歯科医療は成立しうるのです。

岸本寛史は、前掲書『ナラティブ・ベイスト・メディスンの実践』の中で「われわれの考えるNBMとEBMの統合とは、エビデンスのある治療法を患者に行うためにナラティブの手法を用いるというよりは、患者のナラティブを聞き、医者のナラティブとすり合わせて、相互に共有できるナラティブをつくっていくときに、エビデンスもその一部として利用する」と述べています。EBMが日常臨床において十分成熟した形で適用されるには、歯科医師と患者さんが必要な情報を十分に共有し、ナラティブを理解し、同じ理解基盤に立脚して意思決定をすることが必須なのです。

もう一度まとめると、「EBMとNBMはけっして対立する方法論ではなく、目の前の

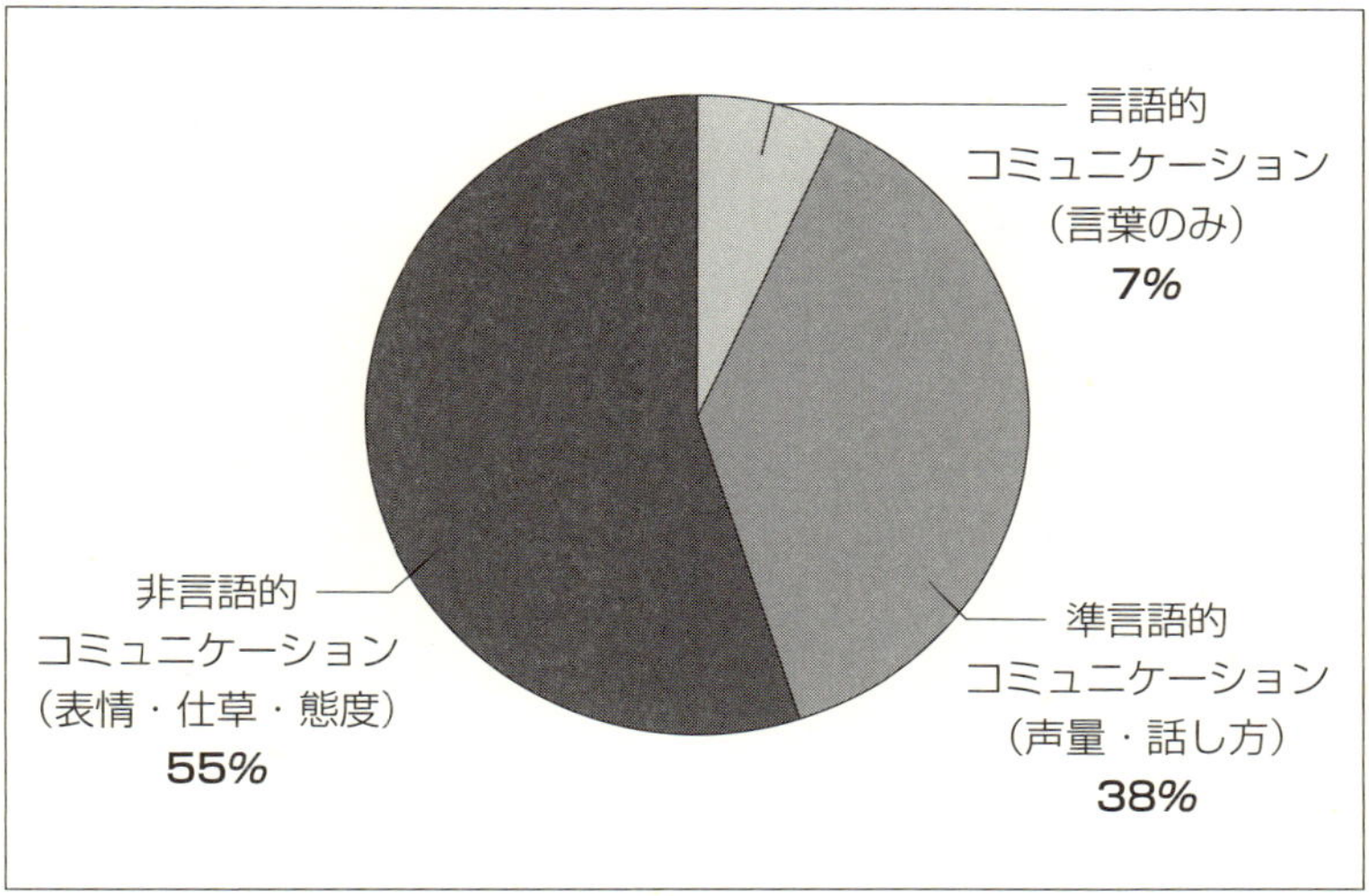

図１−２　コミュニケーション情報の種類。

患者さんの最大幸福を目指す、患者中心の医療実践のための車の両輪となる相補的な方法論である」と考えられます。

先ほどの古いリンゴの話をもう一度思い出してみましょう。

科学的根拠に基づいて判断した結果、この古いリンゴは食べられることがわかりました。このリンゴを子どもに食べさせることによって、飢えをしのぎ、その子を満足させ、感動させることまで考えるのであれば、その子のことを詳しく知っておく必要があります。すなわち、その子どもの全身状態、心理状態や嗜好、家族的背景、文化的背景などを知っておかなければ、その子を満足させ、感動させることは難しいでしょう。

つまり、その子の性格、人間性、好み、

心理状態、家族構成などのナラティブを知っておく必要があります。従来までは、リンゴを食べさせさえすれば、それで満足してもらえました（患者満足）。しかし、これからは満足するだけでなく、リンゴを食べたことによって感動することをも、患者さんは求めています（患者感動）。

ＥＢＭとＮＢＭを効果的に行うことは、より患者さんにとって有益となる医療、つまり「患者さんに最終的に感動していただく医療を提供する」という目標に向かっていくことでもあるのです。

第2章

なぜ今、NBMが必要なのか？

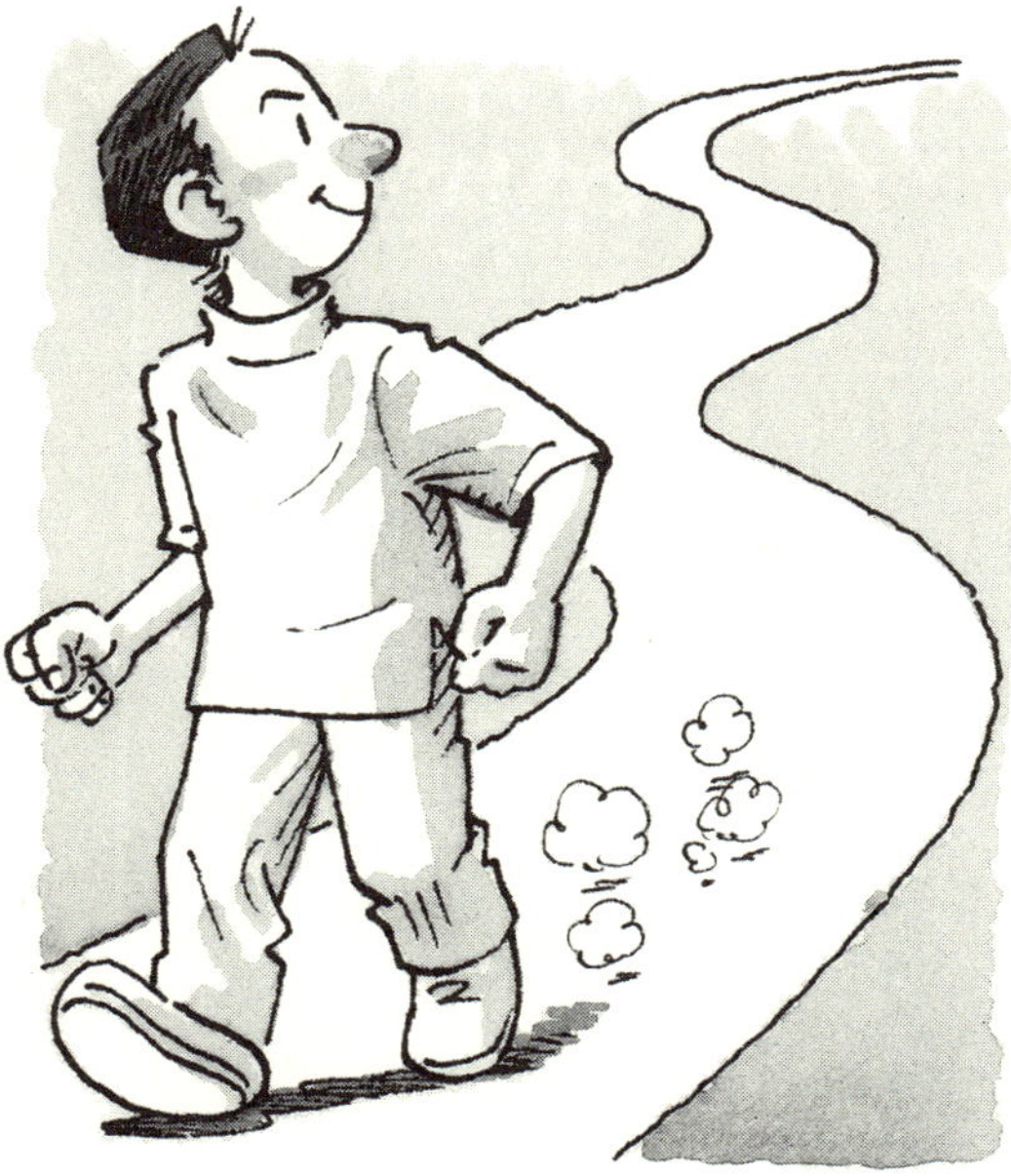

NBMを必要としている現代社会

ここ数年、科学技術の発展にともない、急速な勢いでIT化が進んでいます。一昔前は夢物語だったことがどんどん現実化し、この先の進歩はもはや想像がつかないほどになってきています。

また一方で、この急激な変化についていけず、人間関係などのストレスと合わさって、心身的に疲れている人が多くなってきたのも事実です。日本で1年間に自殺で亡くなる人は、図2-1に示すとおり3万人を超えており、交通事故で亡くなる人が年間約1万人ですから、それと比較するとかなりの数です。

東京ではどんな小さな駅の広告にも、ほとんどといっていいほど、精神科や心療内科、カウンセリング教室などの広告をみかけるようになりました（図2-2）。昔に比べれば、物質的に豊かになり、格段に生活は裕福になったのに、自ら命を絶ってしまうほど、未来に夢や希望をもてなくなってしまうのはなぜなのでしょうか。近代文明は、産業や経済の発展を最優先するあまり〝何か大切なもの〟を置いてきてしまったとよく言われます。それが、今の社会の混迷となって現れてきているのかもしれません。

このような急激な世の中の変化と社会の混迷のせいか、他人とのコミュニケーションを

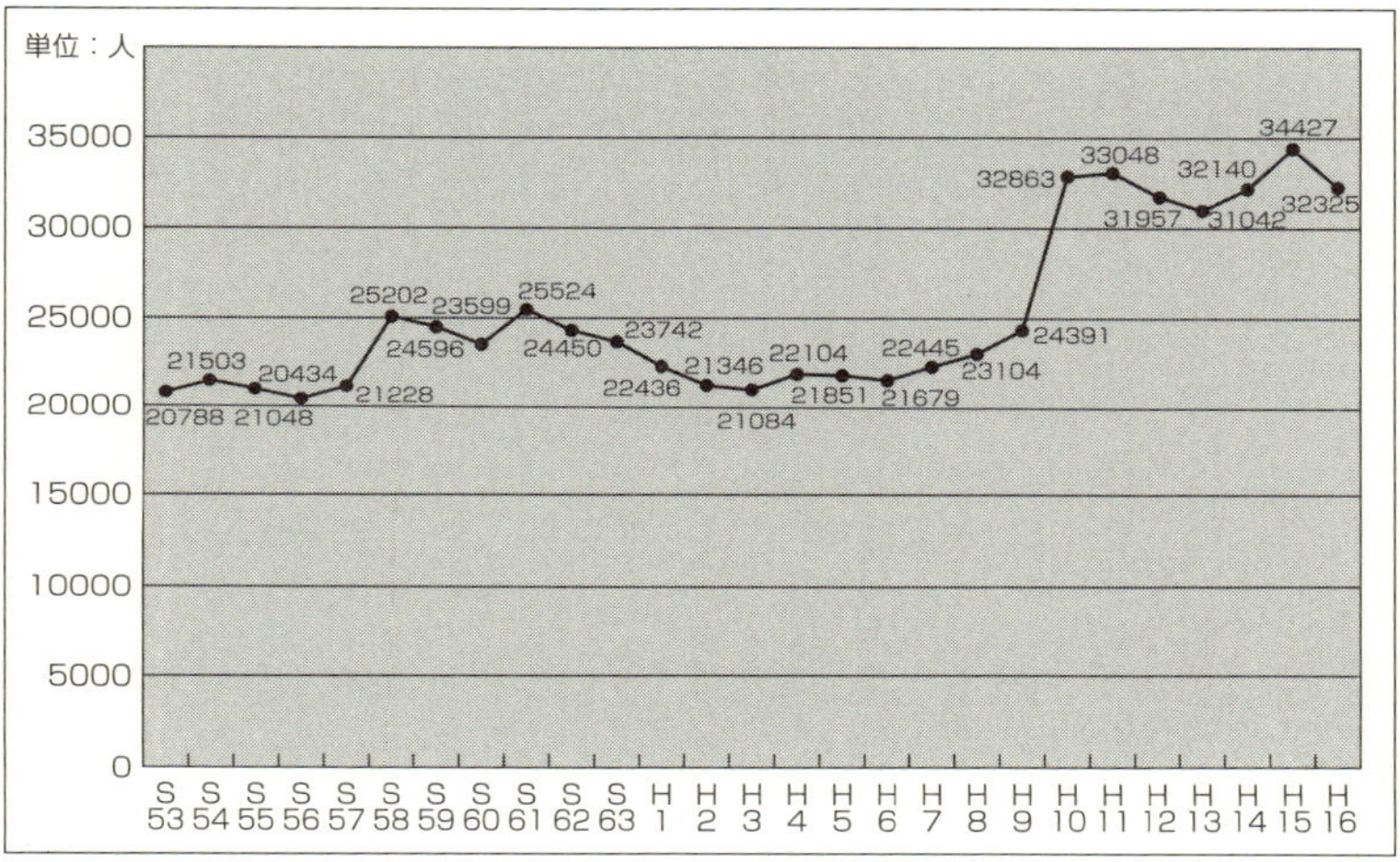

図２－１　日本における自殺者数の年次推移。（警察庁統計資料より引用、改変）

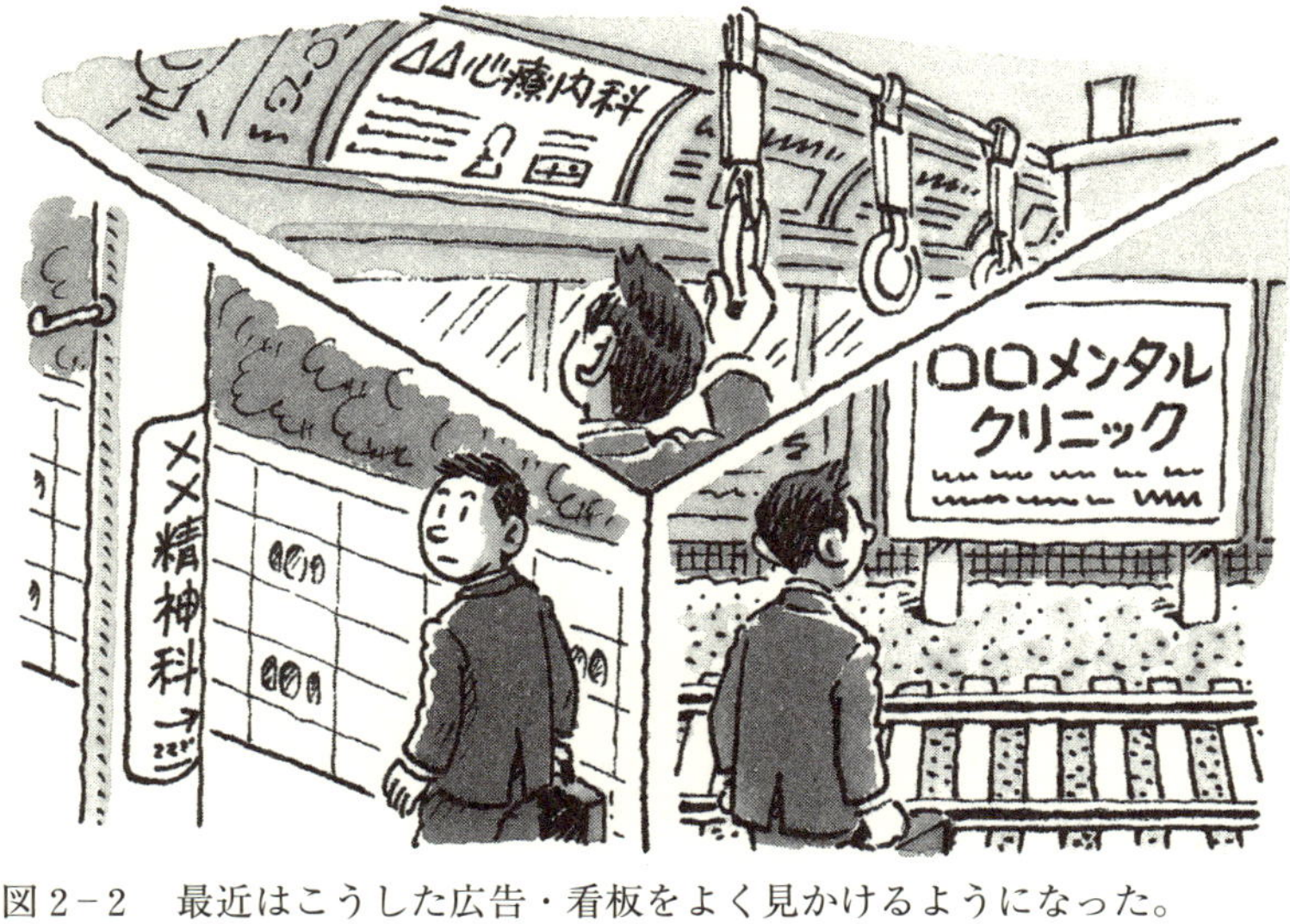

図２－２　最近はこうした広告・看板をよく見かけるようになった。

上手に取れなくなってきている人も増えています。昔は、切符一枚を買うにしても駅の切符売り場で言葉を出して買い、駅員さんに切符を切ってもらい電車に乗っていきました。それがいつのまにか切符は自動販売機になり、改札も自動改札になっていきました。さらに、銀行のATMや各種自動販売機をはじめ、日常生活において人と触れ合う機会は、昔と比べてかなり減ってきています。たしかに、面倒くささや煩わしさはなくなり、一見すると私たちの生活はコンビニエント（convenient：便利）になった感はあります。その気になれば、仕事以外では1日中、誰とも口をきかずに生活することも可能でしょう。しかし、それがたとえコンビニエントであっても、人にとって必ずしもコンフォータブル（comfortable：快適）であるとは限らないのです。

インターネットやメール、携帯電話は現代のコミュニケーション手段の代表例です。こうした通信手段の発達が、私たちのコミュニケーションの形を大きく変えたことは、言うまでもありません。しかし、これらは近代以前には存在しなかったものです。以前は、人びとが対話し、コミュニケーションの取れる相手の数は限られていました。また、その手段は、お互いに顔を見て話す以外にありませんでした。

現代に生きる私たちは、電話によって隣の家に住む人ではなく、海外に住む友人に悩みを相談することができるし、インターネットを通じて出会うことなしに他人と知り合いになることができます。また、親しい関係の中でこうした新しい通信手段をうまく活用し、コミュニケーションを補うなど、たしかに使い方によっては非常に便利な道具になりえます。ただ一方で、これらの発達によって、私たちの対人関係が味気ないものになった、または希薄になったと、多くの人が漠然と感じているのも事実ではないでしょうか。電話では、相手の顔も見えず、表情もわかりません。メールのやりとりでは声すら聞こえません。こうした情報の新しい道具は、直接会って話す煩わしさ、面倒くささを感じさせないかわりに、情報量の少なさから誤解・行き違いなどを生じる危険性もはらんでいます。

イギリスの社会学者アンソニー・ギデンズは、現代社会の特徴である「間接的な人と人とのやりとり」が、人びとに「接近脅迫観念（可能なときには必ず本人と落ち合うことを望む性癖）」をもたらしていると指摘しています。つまり、たとえ「メールのやりとりだけで、ここまで親しくなった」「電話じゃなかったら、ここまで話せなかった」と思っても「ちゃんと伝わっているのだろうか……」と不安を感じたり、「ここまで電話で話したのだから、やっぱり会いたい」などと考え、結局は直接相手と会ってコミュニケーションをとりたくなってしまうというのです。

医療の世界においても、いかにテクノロジーが発達しようとも、患者さんと直接対面することなしに治療を行うことはできません。メールや電話によって患者さんの疑問に答えたり、術後のフォローなどを行ったりすることはできますが、患者さんの心理面のケアも含めて、実際の治療は対面的なコミュニケーション抜きにしては行えません。

また、人にはもって生まれた三大欲求があります。それは、性欲、食欲、集団欲の3つです。人は1人ではけっして生きていけない動物であり、生きていくということは、他人との関わりもっていくことだといえます。表面的には、他人との交流を面倒・煩わしいと思っている人も、心の中ではどこかで他人との接点を求めているのかもしれません。そして、忙しさに追われる日々の生活の中で、何となく物足りなさを覚え、心の中では「何のためにこんなに頑張っているのだろう?」「何のために生きているのだろう?」と少なからず自問自答を繰り返し、「誰かに自分のことを理解してもらいたい、存在を認めてもらいたい」と思っているのかもしれません。長年にわたり日本中で「癒し」がこれほどブームとなっている背景には、そうした理由もあるのでしょう。

「心の時代」における歯科医療

21世紀は「心の時代」だといわれています。今までは、ある患者さんがいたとして、その病気が治れば健康であり、幸せになると思われていました。しかし最近では、幸福には体の健康とともに精神的な喜び、感動などが重要であるという考えを、医療はもちろん、それ以外の各方面の専門家が唱えるようになりました。

コーヒーブレイク

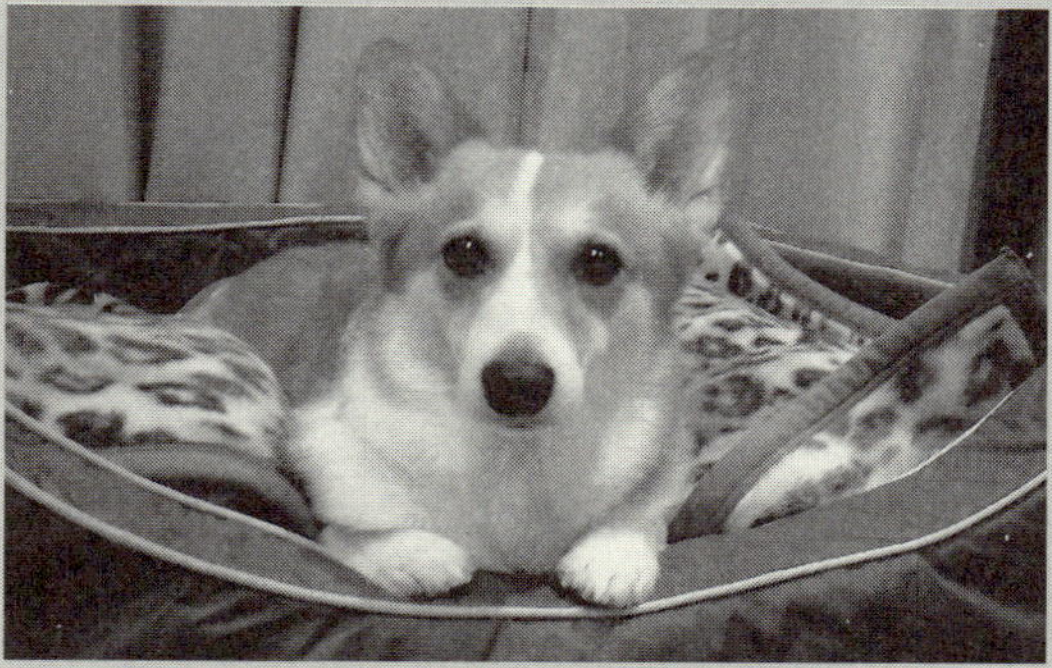

近年のペットブームと心の癒し

近年、空前のペットブームが到来していると言われます。新築されるマンションは「ペット可」が当たり前、さらにはペットと泊まれるホテルなどが繁盛する時代になりました。

ペットを家族の一員としてとらえるこうした風潮に対しては賛否両論ありますが、いずれにしても、ペットに対する人びとの価値観が、昔に比べて大きく変わったのは事実です。「誰かに心を癒してほしい」「誰かに必要とされたい」――そうした思いをかわいい「家族」に求めるのは、現代に生きる私たちにとって一つの自然な行動なのかもしれません。

ＷＨＯもまた、健康の定義を変えようとしています。従来は、健康とは「肉体的」「精神的」「社会的」な健全さと充実であるとうたっていましたが、それに「スピリチュアル的」な健康を加えようとしているのです（「スピリチュアル」を日本語に直訳すると「霊的」となりますが、ここでは「スピリチュアリティ＝自然に感謝し、人に感謝する気持ち」と考えておけばいいでしょう）。つまり、ＷＨＯにおいても「心」を重要なものとしてとらえられるようになってきています。言い換えれば、世界中の人が「心」の大切さに着目し始めたのです。繰り返しになりますが、このような時代だからこそ、人は他人との交流を望んでいるのではないでしょうか。相手に自分の話を聴いてもらい、理解してもらう。そして相手の話も聴いて、相手をよく知っていく……。人間が生きるということは、単に食べて呼吸をするだけではありません。生きているということは、周囲のさまざまな人間とつながり、いろいろな思いをやりとりするということです。

ある患者さんが、〝患者〟としての物語をもって私たちの医療現場に来るのは、その患者さんのもつ物語のうちの一つでしかありません。その患者さんには、一人の人間としてのたくさんの物語があるのです。その人のもつ他の物語を無視して「病い」のほんの科学的な所見・病態にのみ目を向けてきたのが近年の医療の特徴だとしたら、それだけでは限界があるのはまぎれもない事実です。その意味でも、よりよい治療、つまりは全人的治療を行っていくうえで、ＮＢＭは不可欠なものだといえます。

コーヒーブレイク

ナラティブが欠けてしまっている私たちの日常

あなたが車で目的地へ急いでいる時、とても遅いスピードで目の前を走っている車がいたとします。たいていの人はだんだんイライラしてくるでしょう。「せめて制限速度で走ってくれ」「何をしているんだ。嫌がらせか？」——その時あなたの目には〝遅い車〟しか入らず、中の人間にはあまり興味をもたないでしょう。

しかし、運転者は、病気の夫をたびたび病院に連れて行かなければならないために無理に免許を取った、高齢者の女性かもしれません。車の中でやっと寝ついた赤ちゃんを起こさないように、ゆっくり走ろうとしている母親かもしれません。

私たちの日常は、実際にこうしたことであふれています。相手の発言や見た目の行動だけで判断してしまう。その人の背景にあるナラティブを理解しようとしない。私たちは、歯科医師の立場で患者さんと話すことが多いわけですが、受け答えをしている患者さんのあまりに表面だけを見てはいないでしょうか。こうしたことを見つめなおそうとするアプローチがＮＢＭだと言えます。

患者さんのさまざまなナラティブを理解することが大切

トリシャ・グリーンハルとブライアン・ハーウィッツは、前掲書『ナラティブ・ベイスト・メディスン』の中で、ナラティブを学ぶ理由を次のように述べています。

「診断的面接」において、ナラティブは、

・患者が自身の病を体験する、現象学的な言語形式である
・医師と患者間の共感と理解を促進する
・意味の構築を助ける
・有益な分析の手がかりや、診断カテゴリーを提供する可能性がある

また「治療の過程」において、ナラティブは、

・患者のマネジメントにおける全人的なアプローチを促進する
・それ自体が本質的に治療的あるいは緩和的である
・治療上の新しい選択を示唆したり生み出したりする可能性がある

つまり、ナラティブは、治療に入っていく前の医師と患者間の良好なコミュニケーションのための潤滑油として働き、ラ・ポール（医師―患者間の信頼関係）の形成に役立つものなのです。

ここでいう「診断的面接」とは、問診と考えればいいでしょう。問診において、患者さんは自分の主訴や現病歴をひととおり話します。その過程で患者さんは、自分の病について発症からどのような経緯をたどって現在まで至ったのかという一連の流れを、ナラティブとして認識していきます。これが「患者が自身の病を体験する、現象学的な言語形式である」の意味です。そして、「医師と患者間の共感と理解を促進する」「意味の構築を助ける」、つまり、患者さんの訴えをナラティブとしてとらえることで、医師もそのストーリーを共感し、訴えの背景にあるものの理解へと進んでいきます。最後に、そのナラティブから患者さんの病状に至るまでのナラティブおよび人間性を理解し、確定診断の材料として治療へと役立てていくことが、「有益な分析の手がかりや、診断カテゴリーを提供する可能性がある」の意味です。

治療過程でのナラティブは、比較的理解しやすいといえます。「患者のマネジメントにおける全人的なアプローチを促進する」とは、治療過程において疾患を診るのではなく、患者さんを診るということです。患者さんの人格への尊敬を忘れず、性格や趣味・考え方・家族構成などをふまえて人間関係を構築していく。その流れによって、患者さんの疾患は治療され、安心感が得られ、感動へとつながっていきます。それが「それ自体が本質的に治療的あるいは緩和的である」ということです。そして「治療上の新しい選択を示唆したり生み出したりする可能性がある」、つまり、患者さんのさまざまなナラティブを理解することで、治療の幅が広がり、きめ細かいオーダーメイドの治療が可能となっていきます。

筆者が友人の弁護士から聞いた話ですが、医療における訴訟のほとんどは、人間関係のこじれによるとのことです。ことに歯科医療においてはその傾向が顕著だそうです。つまり、訴訟になるか否かは、まずい治療や治療ミスそのものよりは、その後の対応のまずさによるというのです。ミスを認めない、誠意ある対応をしない、隠蔽するなどの歯科医師側の対応によって、患者さんは訴訟に踏み切るというわけです。ナラティブをとおして患者さんを理解していれば、その患者さんにそぐわない治療をすすめることも減るでしょうし、万が一何かトラブルが発生したときでも、すみやかにきちんとした対応がしやすい。極言すると、ＥＢＭとＮＢＭに基づく医療をしていれば、けっして「医療過誤」は起こりえないと言えます。

歯科というのは、ある意味、特殊な分野です。それは歯牙という硬組織と歯肉などの軟組織を同時に取り扱うからです。外科や整形外科などでも骨や皮膚・内臓などを扱うわけだから、歯科だけをそのように特別視するのはおかしいのではないか、と思われるかもしれません。しかし、歯牙には自然治癒力がない、つまり歯科医師がなんらかの手を加えなければ治癒は望めません。

加えて、顎口腔顔面領域はきわめて繊細な部位であり、心理的な要因も深く関係してき

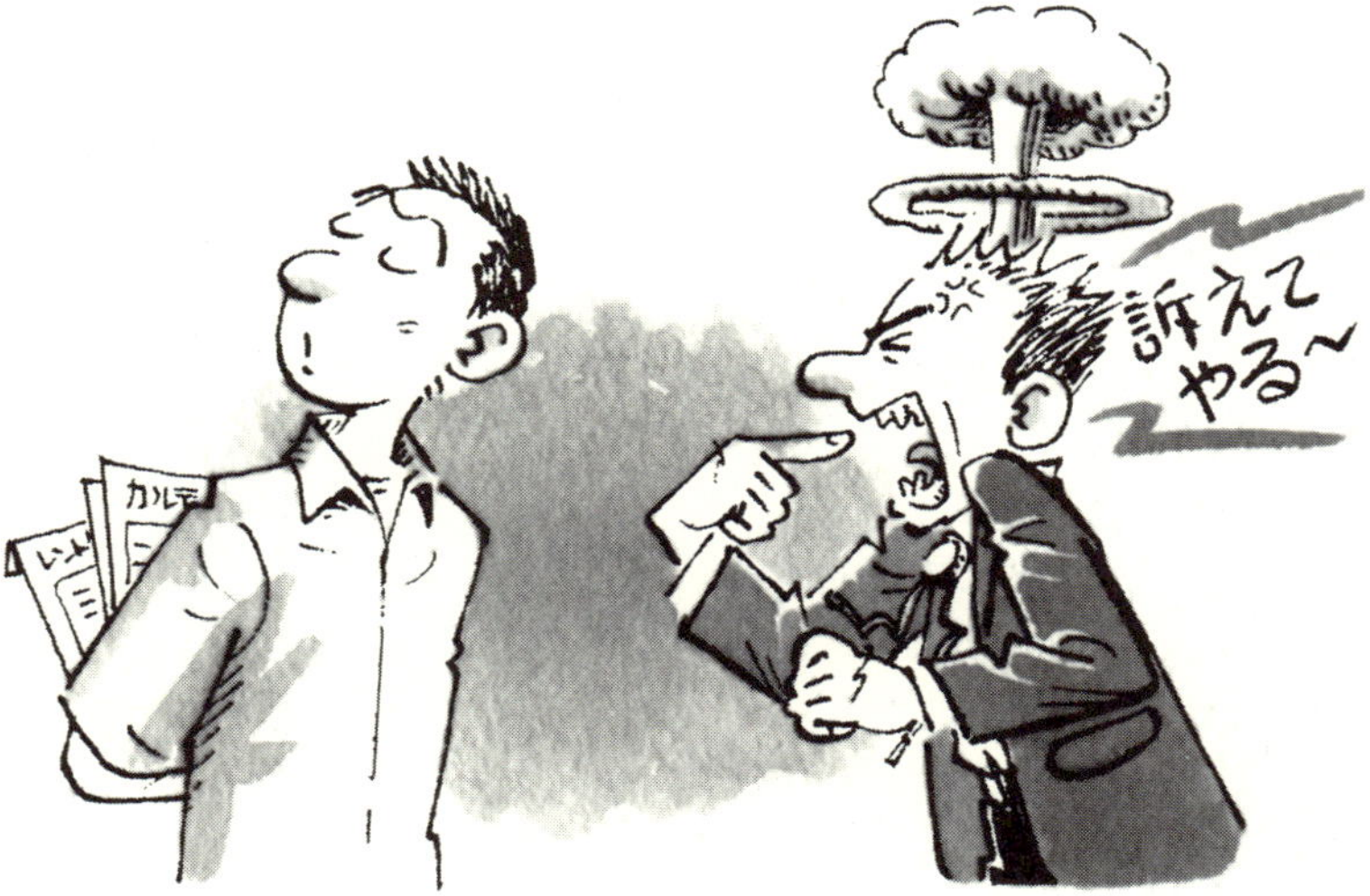

ます。感じの悪い人に自分の口の中に手を入れられるのは誰でも嫌でしょう。また、顎口腔顔面領域の痛みは、三叉神経の解剖学的・生理学的性質からも激しく強烈であり、治療にも疼痛がともなう場合もあり、「歯科＝痛い」というイメージになってしまいがちです。よって、私たち歯科医師は先人たちにならって、痛みをとり、噛めるようにするということに専念してきました。患者さんも、痛みがなくなり、とりあえずは噛めるようになれば、それで納得していました。そのため、私たち歯科医師は患者さんの話を聴くことや、患者さんの要望（歯をきれいにしたい、快適に噛めるようにしたいなど）の背景に何があるのか、といったことには目を向けずにきてしまいました。

近年の歯科医学の急速な発展にともない、

患者さんの要望も年々高くなってきています。昔ならキレイなセラミック系のクラウンを入れれば、患者さんは納得をして、それなりに喜びもしましたが、現在はそれ以上のことが望まれているのも事実です。歯科医師から十分な説明を受けて納得し、快適に治療を受け、なおかつキレイな歯が入って感動することを求めているのです。

医療以外の業界では、さかんに〝顧客満足から顧客感動へ〟ということが叫ばれています。患者さんは、たとえばレストランやエステなどで顧客感動が得られた経験が十分にあり、それを医療にも知らず知らずのうちに求めているのです。ことに自由診療においては、その傾向が顕著です。私たち歯科医師は、患者さんに歯科医療をとおして感動を与えることができなければ、これからの時代、患者さんにだんだん選ばれなくなっていきます。そして、これこそが日常の一般臨床にＮＢＭという考え方を導入しなければならない大きな理由の一つです。

近年はやっている「患者さんとのコミュニケーションのテクニック」などは、たしかに用い方によっては有効な手段にはなりえます。しかし、テクニックだけに頼るのは危険です。テクニックだけだとどうしても表面的になり、ワンパターンになってしまいがちだからです。ＮＢＭの場合は、いわばもっとコミュニケーションの本質に迫ります。患者さんの主訴や要望を一つのナラティブ（物語）としてとらえた後、歯科医師のもつナラティブとすり合わせていきます。そして患者さんの性格・人間性・職業・趣味・家族構成などをふまえ、全人的な見地から患者さんを一人の人間としてとらえて、コミュニケーションを取っていきます。

また、ＮＢＭは、対患者さんにのみ有効なわけではありません。対スタッフにもたいへん有効な考えです。患者さんに良い医療を提供するには、歯科衛生士・歯科技工士・歯科助手などコ・デンタルスタッフの力が必要です。今までは歯科医師と患者という枠組みでしか歯科医療は考えられてきませんでしたが、今日ではコ・デンタルスタッフとの連携がもはや必須となっています。その中で、私たち歯科医師は彼らとも良好なコミュニケーションを取り、一丸となって治療に向かっていかなければなりません。前述のように、歯科医師には歯科医師のナラティブが、歯科衛生士には歯科衛生士のナラティブがそれぞれあり、歯科医院で働く人間には、一人ひとり異なったナラティブがあります。それらをまったく考慮せずに、院長の価値観を押し付けるような一方的なやり方をしてしまっては、無理があるのです。

優秀なコ・デンタルスタッフを集め、彼らと協力していくには、彼ら一人ひとりのナラティブを理解し、価値観を共有していくことが必要です。歯科医師とコ・デンタルスタッフのナラティブのすり合わせ、医院としての共通のナラティブを形成していくための方法論は、第６章で詳しく述べていきます。

ＮＢＭとインフォームドコンセント

近年、さかんにインフォームドコンセントの重要性が唱えられています。ここにもＮＢＭは関係してきますので、まずは、インフォームドコンセントの一般的な定義から考えていきましょう。

インフォームドコンセント（informed-consent）は、一般的に「十分な説明に基づく同意」「説明と同意」などと訳されます。その内容を具体的に言うと、「診療目的・内容などを、患者が理解できる言葉で知らせ、十分かつわかりやすく説明し、説明内容を患者が理解したうえで、患者の承諾を得てから治療にあたること」となります。この概念は、医師と患者が同等の立場に立ち、患者の生命・身体に関する判断は患者自身が行うべきという、患者を中心とした発想として浸透してきたものです。厚生省（現・厚生労働省）の「患者サービスの在り方に関する懇談会」の報告書（１９８９）と、日本医師会の「生命倫理懇談会」の報告書（１９９０）が、これを普及・定着させる必要性を指摘し、１９９５年には、厚生省（現・厚生労働省）設置の「インフォームドコンセントに関する検討委員会」が「文書で説明し、文書でインフォームドコンセントを取り付けることが望ましい」とした報告書をまとめています。

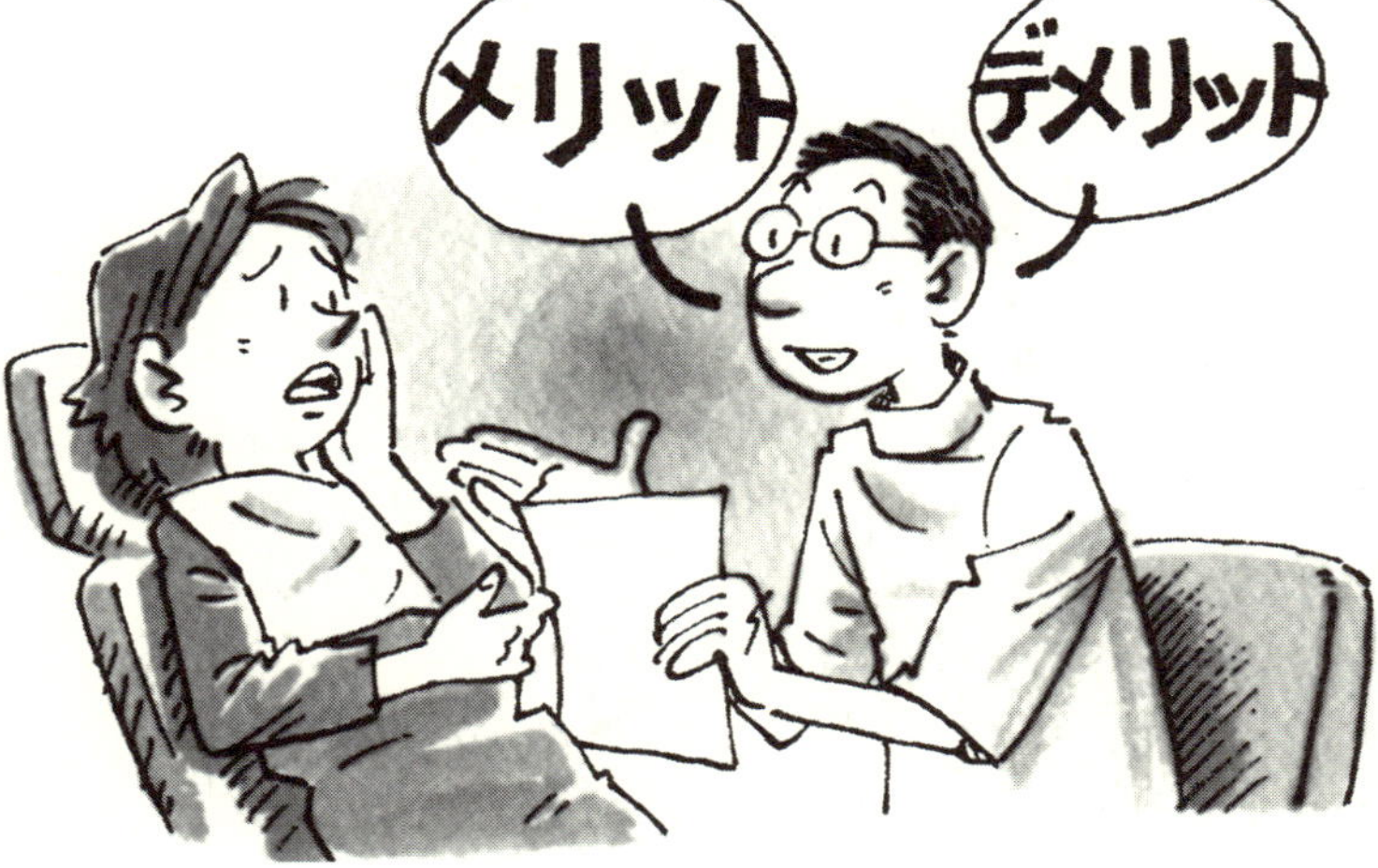

簡単に言えば、患者さんに説明し、同意を得て治療を開始しなさいということです。そのとき、医師は自分の望む治療法に患者さんを誘導するような話し方は望ましくないとされています。あくまでオプションを提示し、メリット・デメリットを話して患者さんに選択してもらうわけです。

ここで私たち歯科医師が疑問に思うのは、患者さんはいかに勉強して専門的な知識をもっていたとしても、やはりプロではないということです。知識も断片的になりがちですし、一般の人が得られる情報には限界があります。しかし、患者さんとの信頼関係が十分に成立していれば、患者さんは信頼している主治医の本音の意見も聞きたいと思うはずです。実際、読者の先生方も、患者さんから「先生はどの方法が一番いいと思いますか？」

と聞かれることは多いのではないでしょうか。そうした質問に歯科医師として適切な姿勢で答えるためにも、やはりナラティブは必要です。主治医がきちんと患者さんのナラティブを理解し、医師と患者双方のナラティブがすり合わされていれば、信頼関係が形成されます。すると自然な流れとして、患者さんが積極的に主治医の意見を求めてくるのです。また、ナラティブを学ぶことの意義の箇所で述べたように、「治療上の新しい選択を示唆したり生み出したりする可能性がある」ことにより、患者さんにより適した提案を行うことができます。

以上の話をまとめれば、「ナラティブに基づいたインフォームドコンセント」としては、次のような形が理想かもしれません。

「私はこの方法があなたにとってベストな治療法だと思います。でも、私とあなたは価値観が違うかもしれません。もしあなたが違う方法を選択したとしても、それは間違いではないし、私はあなたが選んだ方法でしっかりと治療いたします」

第3章

歯科医療とNBM

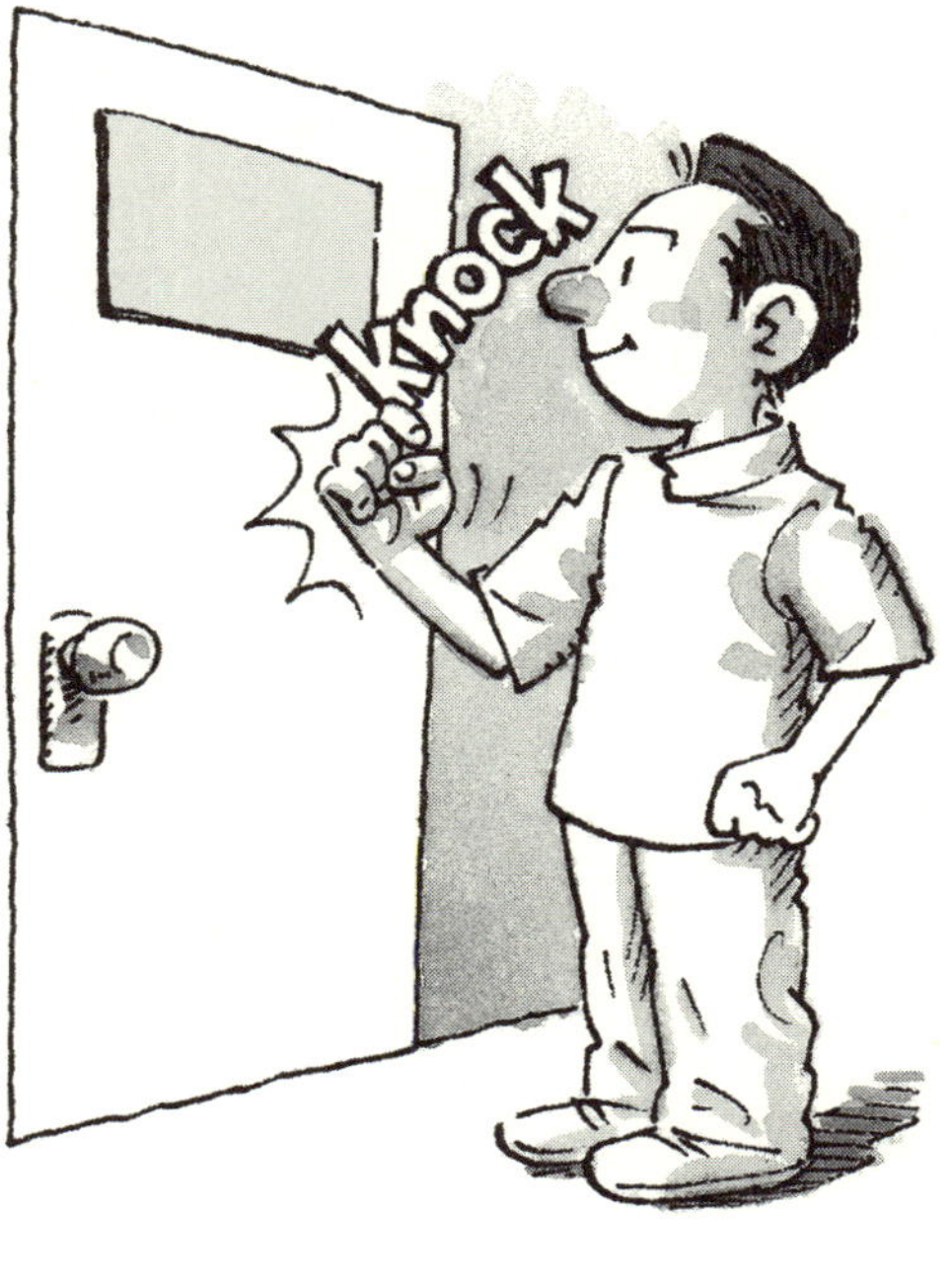

なぜ、歯科医療にもNBMが必要か

内科医の阿部博幸氏は、著書『生きている。それだけですばらしい』の中で次のように述べています。

「健康を取り戻しただけでは、人は幸せになれないということです。幸福には体の健康とともに精神的な喜び、感動などが重要であると考えるようになったのです」

そして、こうも言っています。

「ほとんどの医者というものは、例えば、ガンの患者さんが病院に来られたときに、人間とは何かということに対する洞察力は全く使っていません。ただ、ガンという病気に対処するだけです。患者さんよりもガンという病気に焦点を当ててしまう。患者さんの方は、どうしたらいいのか悩んで病院を訪ねているわけです。でも医師はその人が、どうすれば心が安らかになるかなんて考えていない」

この中の〝医者〟を〝歯医者に、〟〝ガン〟を〝歯周病〟に置き換えてみると、

「ほとんどの歯医者というものは、例えば、歯周病の患者さんが病院に来られたときに、人間とは何かということに対する洞察力は全く使っていません。ただ、歯周病という病気に対処するだけです」

まさに歯科の現状を述べているように思えます。もちろん、中にはきちんと患者さんの人格というものを見て、診療に当たられている先生もたくさんいらっしゃることでしょう。しかし、多くの歯科医師にとっては「そうもいかない」というのが実際のところではないでしょうか。

阿部氏が指摘するような現状をふまえて、医科では、患者さんとのコミュニケーションを重視するようになり、患者さんの「心の健康」も重大なテーマとなっています。心の健康というと、精神科の医師が言っているようなイメージを抱きがちですが、現在では一般身体科の医師もその重要性を唱え始めているのです。阿部氏は、がん治療の専門家です。また、心に関することを、さまざまな視点から生理学者・免疫学者・遺伝学者などが研究・発表しはじめています。その結果として医学界では今、ＮＢＭが非常に注目を浴びているのです。

一方で、歯科医療の現場はどうでしょうか。どちらかというと治療技術重視で、患者さんとのコミュニケーションはあくまで治療の〝おまけ〟といった感じはないでしょうか。現在の歯科医療は、まさにＥＢＭ重視と言っていいと思います。しかし、ＥＢＭとＮＢＭは相補的なもので、患者さんにとって最良の医療を行っていくうえで、どちらも重要なものだということは前述したとおりです。口腔内の悪性腫瘍は別として、歯科医療は生死にかかわることはまずありません。そのため、日常臨床の現場で、多くの患者さんが、治療はもちろんのこと、心の交流も求めているのです。ましてや、医科でこれだけさかんに「心の健康」がテーマとなっているのですから、歯科でももっとその点に注目していっていいと思います。

ＮＢＭを日常臨床に応用するにあたって

ＮＢＭは基本的に「個別性の医療」に基づいた概念です。個別性の医療とは、個々の歯科医師の個性や専門性、そしてそれらが実践される歯科医院の個別性、そこでの各歯科医師と患者の関係など、人も場所も変わればさまざまなやり方があるということです。つまり、ＮＢＭとは抽象的なものではなく、普段何気なく行っている臨床現場での体験、つまりは患者さんとのコミュニケーションや、スタッフとのかかわりといったことをナラティブという視点からとらえなおしたものといえます。そのため、筆者らのＮＢＭの実践と、読者の方々のＮＢＭの実践は、けっして同じものにはなりません。それだけ、ＮＢＭの基本的認識は、多様性に富むということです。１００人の歯科医師がいれば、当然１００とおりのナラティブが、１００人の患者さんがいれば１００とおりのナラティブがあります。そして、それらのナラティブは、時間や場所とともに常に変化し続けるのです。

たとえば、ある患者さんがこの前はセラミック系のクラウンを希望されていたのに、今日はやはり金銀パラジウムクラウンでいいとおっしゃる。こういった経験は、多くの読者の先生方がお持ちでしょう。これは、セラミック系のクラウンを希望するナラティブから、金銀パラジウムクラウンを希望するナラティブに変化したのです。

ＮＢＭという視点から考えるとき、斎藤清二や岸本寛史によれば「私たちはナラティブの外に出ることはできず、ナラティブの基盤の上で、ナラティブを通して、見たり、書いたり、対話したりしながら、毎日を生きている。医療も決してその例外ではない」ということになります。

ＮＢＭという視点に立って患者さんを診るとき、患者さんの言っていることが事実なのか、そして現症や臨床的所見に合致するかどうかは、あまり重要ではありません。むしろ、患者さんの話を一つのナラティブとして受け入れ、それをもっと知ろうとすることが、私たち歯科医師にとってもっとも大切になります。

歯科医療においては、予防・メインテナンスなどを除けば、歯科医師が直接患者さんの口腔内に実際に手を下さねばならないことが多いのは周知の事実です。そのため、今まで歯牙や歯周組織そのものに目を向け、機械的な治療を重視し、患者さんの物語に耳を傾けない風潮が強かったのもうなずけます。

歯科医師は、患者さんそのものよりも歯牙に集中し、「いかに治療するか」を考える傾向が強いと言えるでしょう。「医者は患者さんの話を18秒に1回は遮る」という有名な話がありますが、歯科医師は患者さんの話を聴いているふりをして、心の中では「歯に何をかぶせようか」と考えてしまいがちだといっても言い過ぎではないかもしれません。そのため、患者さんは「歯科医師とコミュニケーションを取りたくてもなかなか取れない」ともどかしさを覚えたり、時には心を痛めることもあるでしょう。自分自身の口腔内環境が良くなるためなら治療にともなうある程度のストレスは我慢できても、歯科医師に話を聴いてもらえない、聞きたいことを聞けないといったストレスは、私たちの想像以上かもしれません。

治療の良し悪しはもちろん重要ですが、それと同じくらいに、患者さんとの関係をここでもう一度、考え直してみることが必要なのです。

現在、歯科医師・歯科医院の数は増え続け、歯科医院によっては患者さんの数がかなり減少していると言われています。昔のように何十分と待たせて5分程度の治療という地域は、もはやほとんどないでしょう。このような時代こそ、患者さんの減少を嘆くのではなく、ゆっくりと患者さんと話せるチャンスであるととらえるべきです。一人一人の患者さんにかけられる時間が増えたぶんを、患者さんとのコミュニケーションにまわしていく。もちろん、医院経営の問題もありますが、奇抜なインテリアにこだわったり、あまり使わない医療機器を購入したり、マニアックな治療に走ることで経営の改善をはかるよりは、はるかに効果的だといえます。すぐに増患という結果に表れなくても、コミュニケーションを望んでいる患者さんはたくさんいますから、既存の患者さんを幸せにすることができるのです。

既存の患者さんをおろそかにする医院に未来はありません。そのような地道な努力を続ければ、必ず口コミで患者さんが増えていく一歩となるに違いありません。

幸い、私たち歯科医師は口腔内にその人の生活習慣、咬合癖、治療の痕跡などをじかに見ることができます。小さな治療ひとつとっても、そこには患者さんの歯科治療の物語があるはずです。

たとえば、欠損歯１本においても、それに至るまでの物語があります。初診として初めて来院されたのであれば、私たちのクリニックに来院するまでの物語があります。また、転居などの理由がなければ、普通はなかなか転医しないものです。にもかかわらず転医するのには、何か特殊な事情があるはずと考えるのがＮＢＭの立場です。

忙しい臨床の場においては、診査・診断・治療計画の前に、ほんのわずかでも患者さんのそのような物語を聴き、共有する時間をもつことが重要になってきます。患者さんの治療目的がハッキリしていても（たとえば、前歯をきれいにしたい、よく咬める義歯にしたい、欠損部にインプラントを入れたいなど）、そこに至るまでの物語を理解することが大切です。なぜ、今回、突然治療をする気になったのか？　なぜ、転医してまで自分のクリニックに来院したのか？　そこには必ず物語があるのです。

たとえば、

・誰かに気になることを言われた
・前から気にしていたが経済的理由のためにできなかった
・結婚式が近い
・憧れの俳優、女優に近づきたい
・週刊誌の広告などで審美治療は意外と簡単だと思った
・自分自身を変えていきたい

また、転医の理由としては、

・治療が雑だった
・すぐに補綴物がはずれた
・治療費・料金に関する説明がない
・何となく医院が不潔だった

などの物語です。

それらをまったく理解しなければ、たとえば歯科医師サイドが満足いく審美治療を行ったと思っても、結果的に患者さんの求めているものとは違ってくる可能性があります。つ

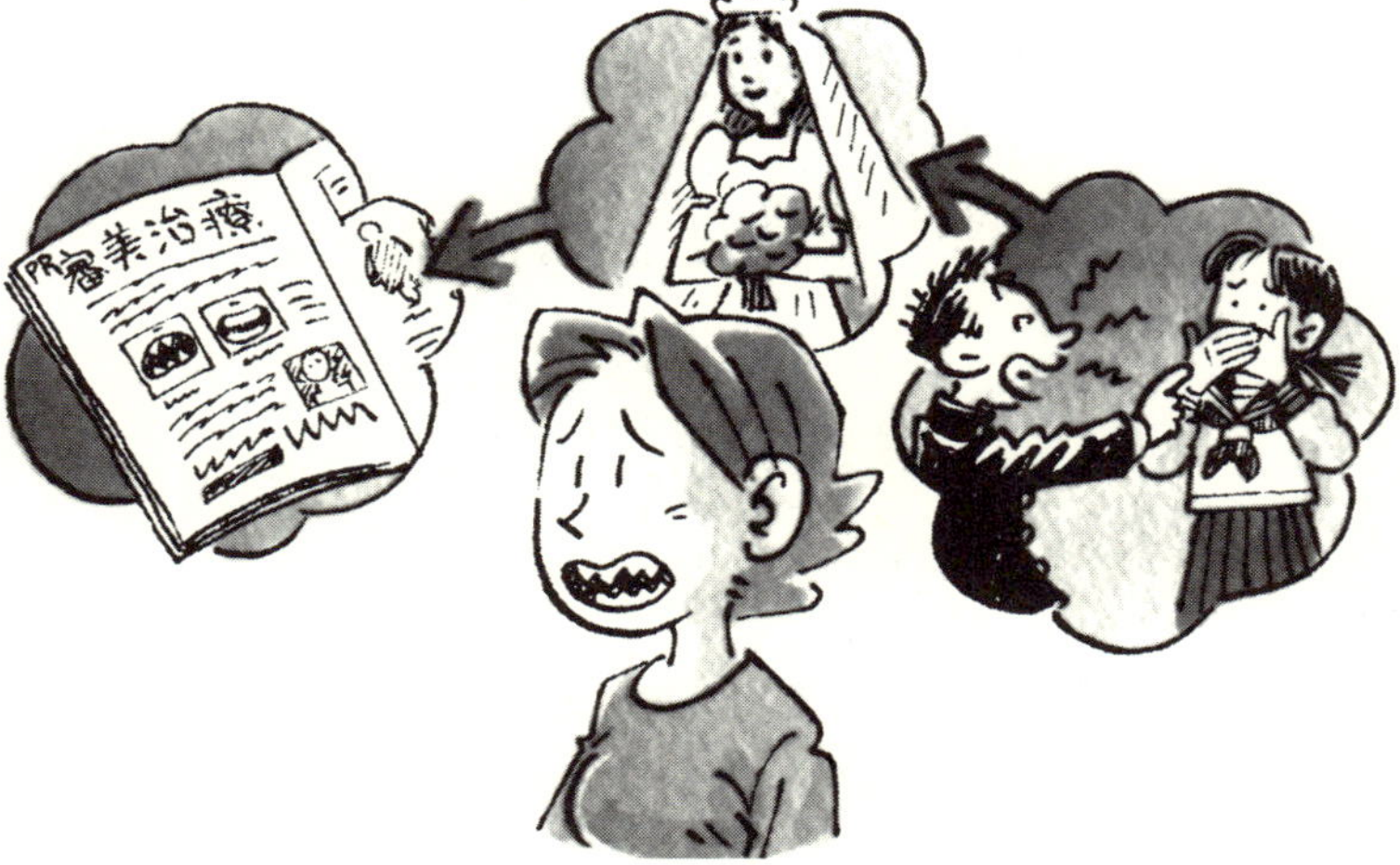

まり、歯科医師のナラティブを患者さんに押しつけ、患者さんのナラティブはあまり考慮されずに行われてしまう治療です。

「前歯部のメタルボンドクラウンの形が気に入らない」という主訴で来院した患者さんがいるとしましょう。形が気に入らないという主訴の背景には、そこに至るまでの物語があります。たとえば、「他人に指摘されて、急に気になりだした」とか「これを入れたときの歯科医師の説明が足りなく、なんとなく納得できなかった」などです。

それをまったく考慮せずに、歯科医師側のナラティブだけで新しいメタルボンドクラウンを入れても、果たして患者さんは納得するでしょうか。歯科医師は「咬合を考えて切縁の長さはこれくらいで……」と考えたとしても、患者さんは「もっと長くしてほしい」と言うかもしれません。治療の過程でプロビジョナル、試適などを十分に行い、患者さんの同意を得られていたとしても、ナラティブを理解していなければ、こういったすれ違いは十分起こりうるのです。

また、たとえば上顎前突に悩んできた、それも他人に指摘されて矯正治療を開始された患者さんであるならば、歯科医師にその気持ちをわかってもらいたいはずです。「あなたはこういった理由でずっと○○を気にされていたのですね」——この一言で患者さんは自分を受け入れてくれたと感じるかもしれません。そうした体験を患者さんが得られれば、その後の治療もスムーズに進みやすくなるでしょう。

もちろんナラティブを知っていたからといって、すべてがうまくいくわけではありません。全身状態・歯牙の状態・歯周組織の状態・治療費用などの因子に、ナラティブという因子を同列に加えて、治療計画を立案していくことこそが、ＮＢＭを取り入れた歯科医療の形です。

ロナルド・ゴールドスタインは、アメリカの著名な臨床医としてよく知られていますが、治療技術はもちろん、治療前の問診にも非常に定評があります。彼は、1時間ほどかけて入念に問診を行います。その内容は、日常生活から趣味・仕事・家族のことまで実に多岐にわたるそうです。それは、

「歯科医師は単に歯の治療をすればいいのではなく、歯の治療を通じて患者を幸せにし

なければならない、そして患者を人生の成功者にし、充実ある人生が送れるように手助けをしなければならない」

という彼自身の哲学によるものです。

歯科治療は口腔治療のみならず、全身治療の一部であり、全人格的治療の一部でもあるのです。

コーヒーブレイク

ホステリック医学

ホステリック医学とは、人間全体を見て治そうという医学のことです。心臓などの臓器という〝部分〟ではなく、「心臓を持った人間の体・心・精神・生き方までを含めて、全体的に治療を考えていく」という考え方にのっとっています。これはNBMと通じるものがあり、科学的な部分だけでなくさまざまな側面からも患者さんを見ていこうという意図がうかがえます。

知識・技術の研鑽が患者さんとの有利なコミュニケーションを生む

ＮＢＭを実践していけばいくほど、歯科医療技術の研鑽は必要になります。たとえば審美治療において、歯科医師と患者さんのナラティブが通じれば、患者さんは審美に関する自分の要求を遠慮することなく歯科医師に伝えていくことができます。そのとき、患者さんの望む要求がどこまで実現可能かを、ＥＢＭにのっとって説明する必要があるわけですが、エビデンス上は可能でも、歯科医師の技術がそれにともなわなければ、患者さんの要求を満たすことができません。患者さんのナラティブを理解し、エビデンスにのっとった技術で応えていくことが理想です。

また、前述したように、近年の歯科医学の発展は目覚しいものがあり、一人の歯科医師がそれらをすべてカバーして治療にあたっていくのは困難になりつつあります。その際、患者さんのナラティブを理解し、歯科医師とお互いのナラティブをすり合わせたうえでチームアプローチを行うことが必要になっていきますし（インターディシプナリーマネージメント）、治療にあたっていくチーム内でもナラティブが統一されていなければいけません。そして、その患者さんの主治医の歯科医師は、直接自分が手を下さない治療内容においても、少なくとも患者さんに明確に説明できる知識が要求されます。治療技術の研鑽は

コーヒーブレイク

技術の研鑽とＥＢＭ

日常臨床において、ＥＢＭの必要性をあまり感じていない歯科医師やコ・デンタルスタッフが多いかもしれません。

たしかに、ある程度の知識と技術を身につけ、経験を積んでいけば、歯科医療をなんとか行えなくないことは確かです。しかし、歯科医学は日進月歩の勢いで着実に進歩しており、歯科医師やコ・デンタルスタッフが、最新の知識を吸収し、技術を高めていくことは必要不可欠となってきています。

また、今日はインターネットを利用すれば世界中の最新の医学情報を誰でも簡単に手に入れることができるので、患者さんのほうがわれわれよりも先に、それらの情報を手に入れるということも十分にありえます。患者さんが最新知識を有しているのに、プロである歯科医師やコ・デンタルスタッフがそれを知らないという事態は、避けなければなりません。こうした理由からも、ＥＢＭという考え方をきちんと理解し、技術と知識の研鑽を積んでいく必要があるのです。

もちろんのこと、歯科医学の知識の研鑽も同時に必要になってくるのです。主治医にそのような姿勢があってこそ、はじめてチームアプローチが円滑に行われます。

知識・技術の研鑽が不可欠な理由は、もうひとつあります。患者さんは歯科医療に関して、当然ながら歯科医師より知識がありません。そのため、口腔内の違和感や、自分の望む治療を適切な言葉で伝えるのが難しい場合が多いのです。そのとき、歯科医師側にバックボーンとなる知識が多ければ、それだけ患者さんの言いたいことを的確に汲み取ることができます。

また、心理学やカウンセリングの知識や技法を知っているだけで、有利にコミュニケーションを取れることも事実です。これについては第4章で解説していきます。

歯科医師自身のナラティブを考えよう

ここまでおもに、患者さんのナラティブおよびそれとのかかわり方について述べてきました。しかし、患者さんのナラティブを理解して、そのナラティブと歯科医師自身のナラティブのすり合わせを行っていくには、まず歯科医師の側にも準備が必要です。それは、歯科医師が自分自身のナラティブを整理・理解しておくということです。

患者さんとの対話の中で、歯科医師は患者さんのナラティブの聴き手となります。しかし、その過程では「どうしても患者さんとの対話がしっくりこない」「どうしても苦手な患者さんがいる……」など、さまざまな問題がしばしば生じてきます。

これは、患者さん側の一方的な問題ではなく、歯科医師自身のナラティブの中に問題がある場合も多いのです。「歯科医師になろうと志し、歯科医師になるまでのナラティブ」「歯科医師として、社会人として学び、研鑽して成長していく過程のナラティブ」「診療を通してさまざまな患者さんと出会ったナラティブ」など、私たちの側にもさまざまなナラティブがあります。

こうしたナラティブをもう一度振り返ると、自分の意外な一面が見えきます。「ああ、私は今、自分のこのような部分に触れられて気分を害しているんだな」と、冷静に自分自身を見ることができるのです。そういったことをふまえて、今一度、自分自身のナラティブを振り返ってみてはいかがでしょうか。

第4章

NBMを取り入れるための基本テクニック

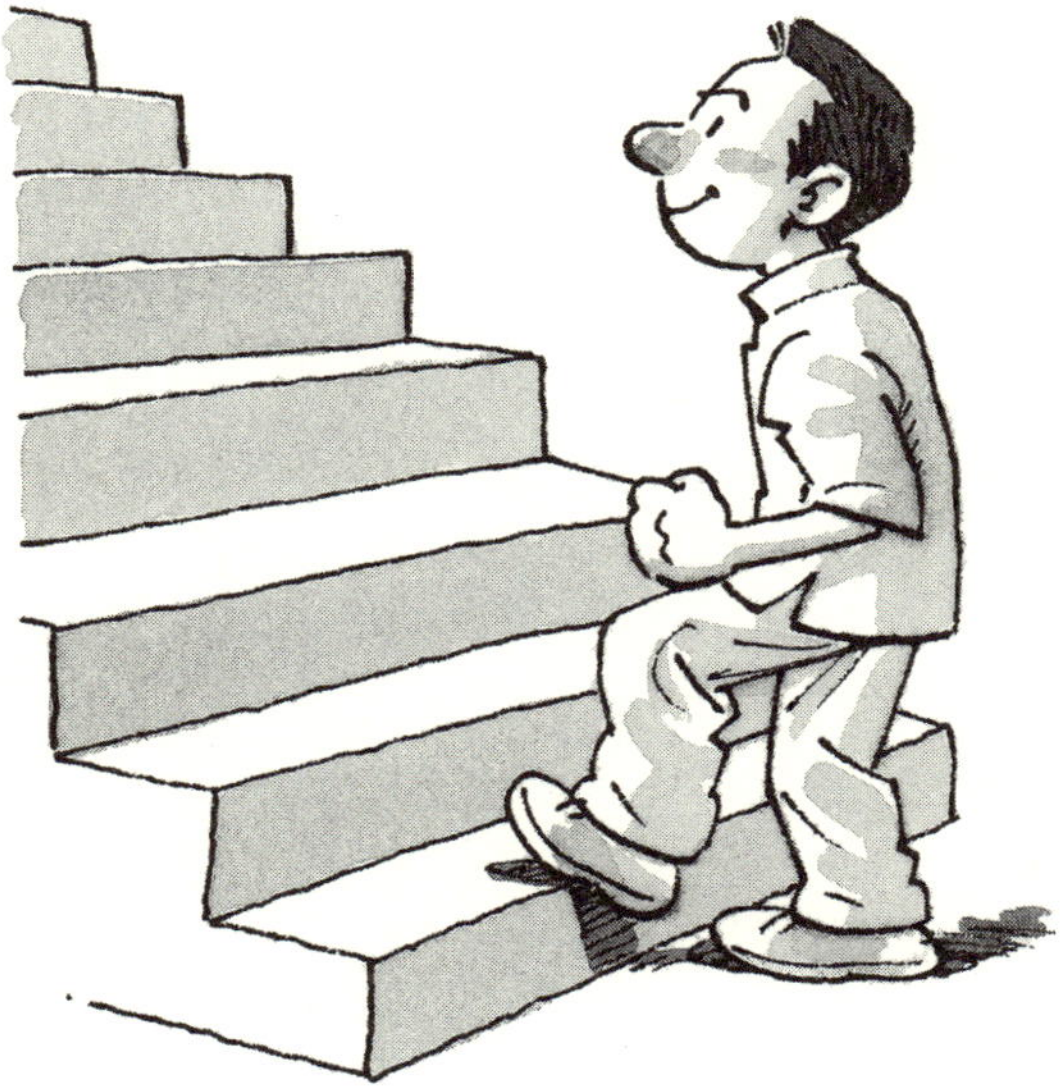

「聞く」ではなく「聴く」ことが大切

ＮＢＭを日常臨床の中に取り入れていくためには、前述したように患者さんの話を聴くことが必要不可欠になってきます。

「きく」には、「聞く」と「聴く」があります。辞書によると、「聞く」は「へだたりをとおして耳にする、人の話やよそからの音をきく」、「聴く」は「まともに耳を向けてきく、耳を澄ましてよくきく」とあります（『漢字源』より）。つまり、「聞く」＝hearであり、「聴く」＝listenだということです。ＮＢＭで必要なのは、「聞く」ではなく「聴く」のほうです。しかし、われわれ歯科医師は人の話をじっくり「聴く」ことがどうも苦手であるように思います。

患者さんの話を「聞き」ながら、どうしても治療法のことを考えてしまう読者の先生方も多いのではないでしょうか。「このあたりが痛い……」という患者さんの話を「聞き」ながら、頭では「カリエスかな？　だとしたら深さはどれくらいだろう？　麻酔は必要？　コンポジットレジンでいけるかな？　それともメタルインレー？　もしかすると抜髄？　でもアポイントが混んでいるからそんな時間はないなぁ～。今日は単治にするか……」などと考えたりします。これは、患者さんの話を「聞いて」いるようで、実は全然「聴いて」いないのです。人と人とのコミュニケーションにおいては、「聴く」ことがまずは出発点になるといわれています。ＮＢＭを日常臨床に取り入れて応用していくためにも、まずは患者さんの語り・物語を「聴く」能力が必要になってきます。

しかし、私たち歯科医師は、患者さんの話を「聴く」ことの専門的なトレーニングを受ける機会が皆無といっていいほど少ないのが現実です。最近、大学の教育課程にＯＳＣＥ（オスキー：Objective Structured Clinical Examination、客観的臨床能力試験）が全国的に導入され、このなかで医療面接や問診などの項目も設けられていますが、各資料を見るかぎり、現段階では心理学やコミュニケーション学にのっとったものではないようです。歯科医療において治療技術が必要なのはもちろんですが、ちょっとした話の聴き方、話の仕方で治療がよりスムーズに運び、より患者さんに感動を与えるのならば、それを利用しない手はありません。また、それによって技術もより生かされるのであれば一石二鳥です。以下ではその具体的な方法として、心理学とコーチング学に基づいた技法を紹介していきます。筆者らはこれを「デンタルカウンセリング」「デンタルコーチング」と名づけました。そしてこれらを用いて総合的にコミュニケーションを取っていくことを、「デンタルコミュニケーション」と定義します。デンタルコミュニケーションの根底にあるのは、ここまでの章で繰り返し述べてきたＮＢＭの概念です。

歯科治療は、一般的に治療期間が長くなりがちで、それに対する患者さんのストレスも少なくありません。そのため、治癒までの間に私たち歯科医師、そしてコ・デンタルスタッフは、常に患者さんを励まし、伴走していくことが必要となってきます。

私たち歯科医師は歯科医療の専門家ですから、治療中、患者さんにアドバイスする機会は多いわけです。デンタルカウンセリングやデンタルコーチングは、そうした機会において、コミュニケーションを円滑にして良好な人間関係を形成し、患者さんの口腔内の問題への心理的背景を知り、ともすれば長期的になりがちな治療の間、励ましながら治癒というゴールへ一緒に向かう、という一連の流れの一助になることを目標にしています。

もっとも、デンタルカウンセリング、デンタルコーチングだけで患者さんの歯科口腔外科疾患が治癒するわけではありません。私たちが治療する、つまり直接手を下さなければ治癒しえないのです。ただ、治療を進めていくうえで、患者さんが自ら「治そう」「こういう口腔内になりたい」という明確な意識、目標をもたないかぎり、よい結果が生まれないのも事実です。

そうした患者さんの目標を尊重し、目標達成のためにさまざまな形で協力するのが、デンタルカウンセリング、デンタルコーチングだと言えます。筆者らはこれまでカウンセリング、コーチング、心理学などを学び、歯科臨床への応用を研究してきました。そしてこれらの手法が、日常臨床に非常に役立つことを確認してきました。対患者さんのみならず、対スタッフ、さらに医院外のコミュニケーションが改善され、人間関係がスムーズになることを実感してきたのです。

今までの章で説明してきたナラティブ（narrative）は、原理原則です。一方、この章で説明するデンタルカウンセリング、デンタルコーチングは、ナレーション（narration）、つまり道具・手段です。ナラティブという原理原則を理解しなければ、ここで説明するデンタルカウンセリング、デンタルコーチングは絵に描いた餅になりかねません。

デンタルカウンセリング、デンタルコーチングは、心理学・コーチング学をベースとしているために、まずは「聴く」ことがスタートになります。患者さんの話をよく「聴く」には、一定の知識と技術が必要で、それなりの修練が必要なのは否定できませんが、多くの読者の方々はそのような時間をなかなか取れないのが実際のところではないでしょうか。これから紹介する知識と技術は、シンプルで比較的、実行が容易なものです。患者さんが話しやすい環境をつくるのに役立つのはもちろん、スタッフや友人、家族とのコミュニケーションにもきっと役立つと思います。

〈コミュニケーションにおいて意識すること〉

①声の大きさ、トーン、抑揚

②話すスピード

③表情やしぐさ、雰囲気

④服装、髪型などの外見
⑤姿勢、態度

これらが、コミュニケーションにおいて一般的に重要と思われていることです。世間一般でコミュニケーションが上手だと言われている人は、こうした部分に好感をもたれる要素が多いわけです。また、そういう人は無意識に人から好かれるテクニックを用いています。人に嫌われやすい人もやはり無意識に嫌われる技法を使っています。「コミュニケーションが苦手な人でも、慣れればすぐに上達する」というのはちょっと難しい話かもしれませんが、それなりの訓練によって知識と技術を身につければ、必ずできるようになります。もっとも、優れたコミュニケーションスタイルは一つではありません。自分に合ったスタイルを見つけることが重要になってきます。

患者さんとコミュニケーションを取るための準備

まず、患者さんが話しやすい場、雰囲気づくりが必要です。図1-2（39ページ）で示したメラビアンの法則をもう一度思い出してください。この法則によれば、コミュニケーションにおいて相手に伝わる情報を１００％とすると、純粋な言葉のみで伝わるのはわず

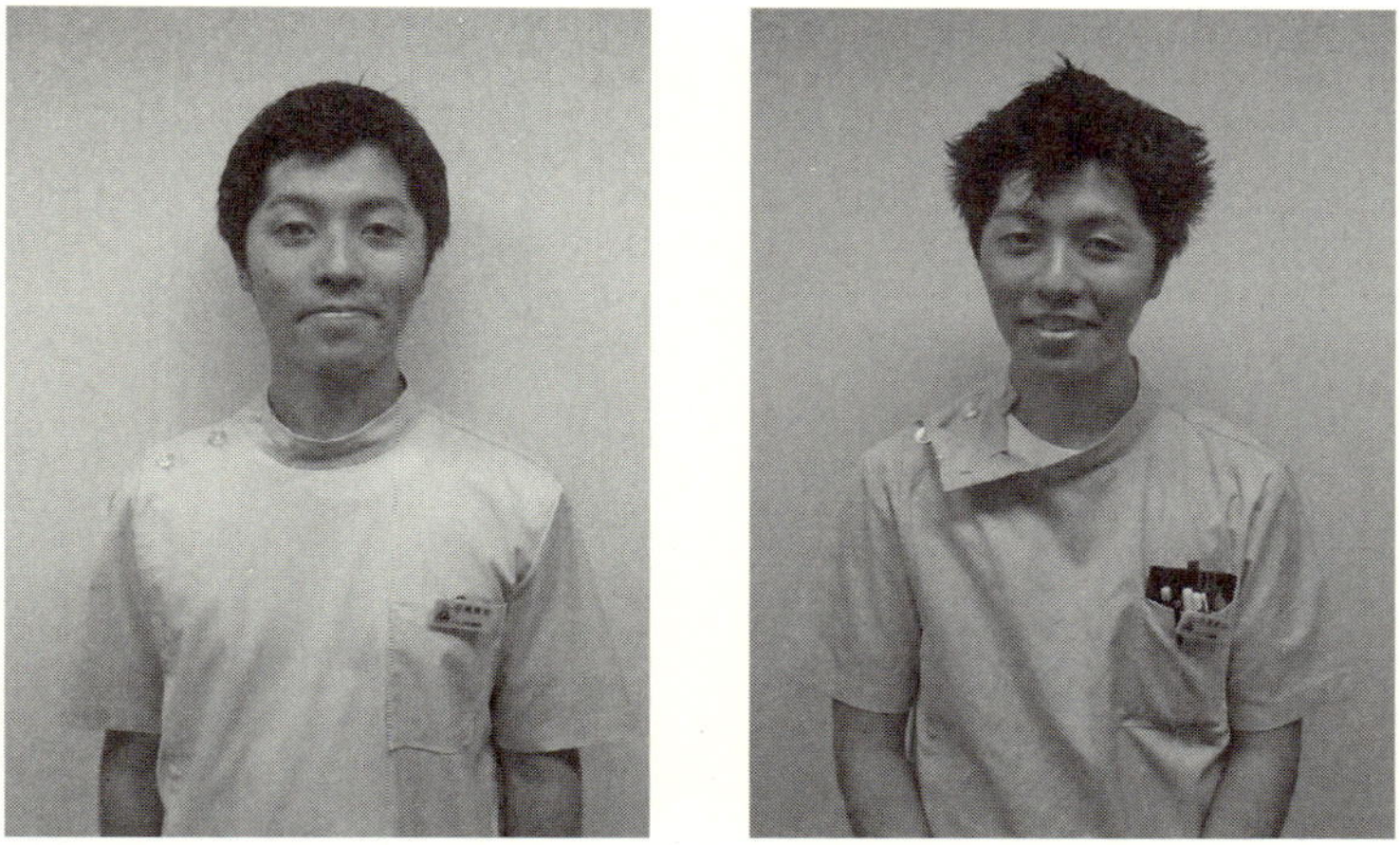

図４−１　コミュニケーションを取るためには、外見も重要である。左：良い例、右：悪い例。

か７％です。準言語的（話し方、声の大きさ）なものが38％、非言語的コミュニケーション（しぐさ、表情）が55％。つまり、言葉とは関係のない部分で９割もの情報が伝わってしまいます。第一印象で大きな違和感をもたれてしまうと、コミュニケーション自体を拒否されてしまうことも起こりうるわけです。

たとえば、患者さんは、図４−１の右の写真のような外見の歯科医師とは、きちんとした話をしたくないのが実際のところでしょう。また、審美治療を望む患者さんに応対する歯科医師が、印象材や血液のついた汚れた白衣を着ていたり、どことなく洗練されていないイメージであれば、説得力はないでしょう。もちろん服装、髪型などの外見だけでなく、声の大きさ、話す速さ、表情、しぐさ、態度なども重要な要素となります。いずれにしろ、私たちが患者さんを見る以上に、患者さんは私たちを細かく厳しい目で見ているのです。

患者さんと会話をするときのポジションも重要です。治療の合間のちょっとした会話や確認は別として、話が長くなる場合や、重要な確認作業を行う場合は、デンタルチェア上では好ましくありません。歯科医師がドクターチェア、患者さんがデンタルチェアに座ったまま会話が行われると、どうしても双方が治療モードに入ってしまいがちです。できれば専用のカウンセリングルームなどがあればベストでしょう。タービンの音や雑音に悩まされずゆっくり話ができますし、患者さんのプライバシーも守られます。また、都市部のテナントなどでどうしてもスペースが取れない場合は、ユニットの脇でキャビネットをはさんで行ってもよいと思います。図4-2のように歯科医師がデンタルチェアの後ろに位置取りすると、患者さんはわざわざ振り返って話す必要があり、それだけでしゃべるのが億劫になります。これでは、良好なコミュニケーションを行うのは難しいでしょう。

デンタルカウンセリング、デンタルコーチングを行う場合は、図4-3のように、患者さんの45度の位置に座るのが理想的です。お互いに視線の逃げ場があるため、窮屈にならずに話しやすくなります。個室で正面から対峙してしまうと、患者さんにとっては非常に窮屈で、緊張してしまうので、注意が必要です。図4-4のようではまるで尋問のようになってしまいます。

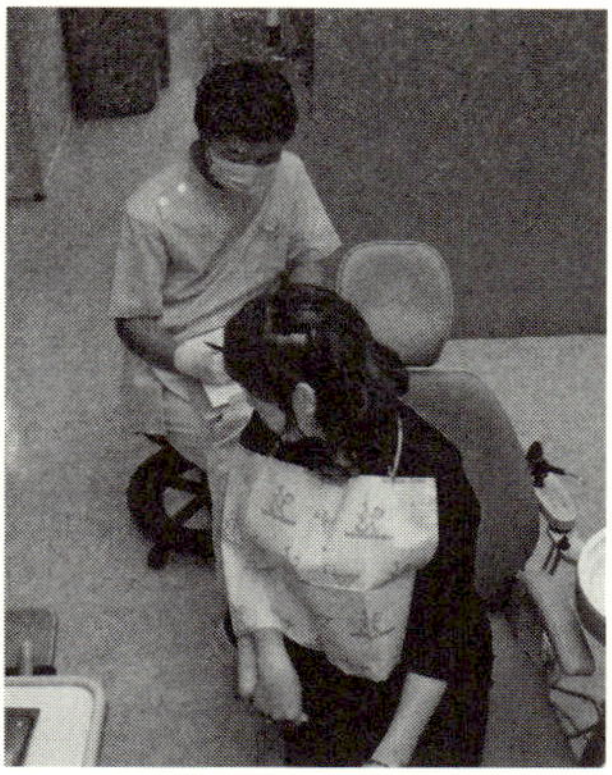

図４－２　患者さんの後ろに位置取りするのは望ましくない。

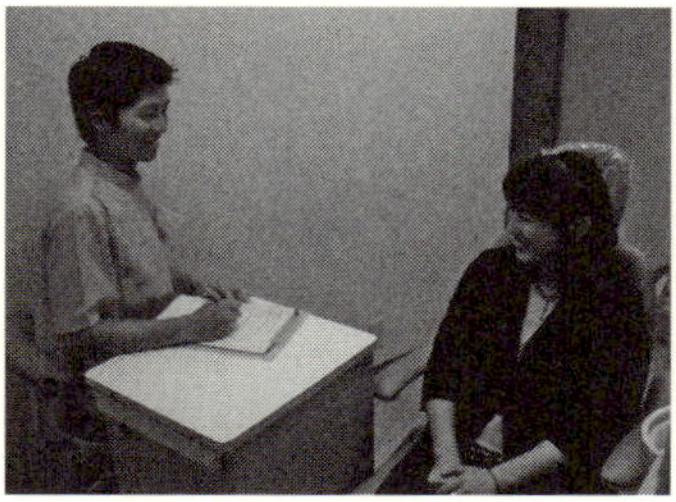

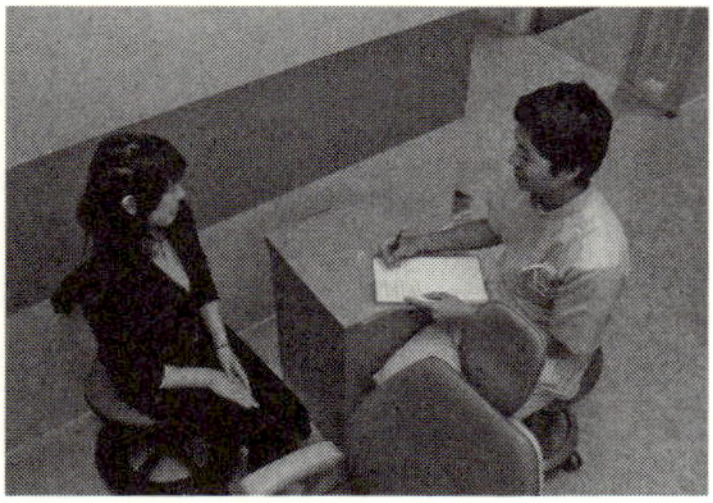

図４－３　患者さんの45度の位置に座るのが理想的である。

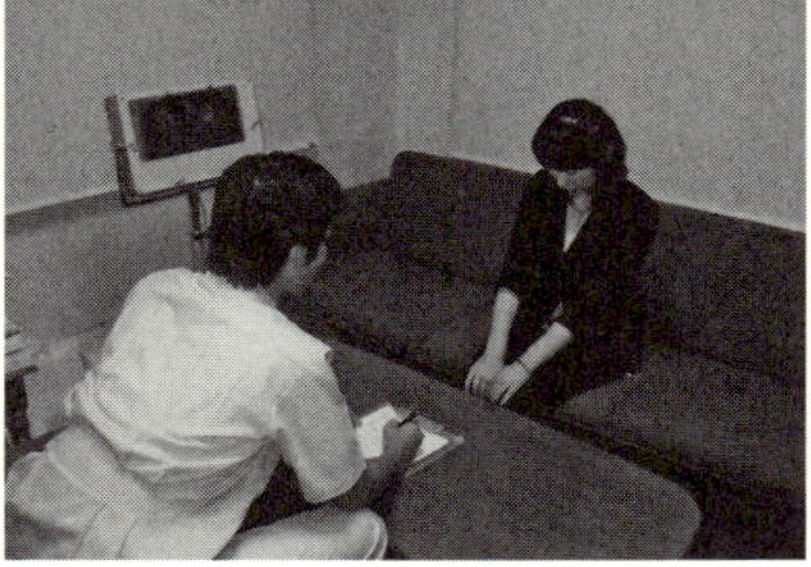

図４－４　正面から対峙してしまうと、患者さんは窮屈に感じてしまう。

デンタルカウンセリングとデンタルコーチング

一般に、カウンセリングは過去に向かって「Why?」、コーチングは未来に向かって「how?」と定義づけられます。まずはそれらの共通点・相違点から整理していきましょう。

カウンセリング、コーチングは、ともに「聴く力」を非常に大切にしています。自分の話を聴いてもらうことは、誰にとってもうれしいことです。逆に話を聴いてもらえない、無視されるというのが、人間にとってもっともつらいことです。聴くというのは、けっして受身の消極的な行為ではなく、心理的エネルギーを要するきわめて能動的な営みです。ためしに、家族でも、友人でも、スタッフでも、患者さんでも、次に自分が何を言うかを考えずに、相手の言うことを聴くことのみに集中してみてください。おそらくたった5分でも相当疲れるはずです。相手の話を否定しないで聴くということは、自分の判断を押し付けないということです。これは対患者さんのみならず、対スタッフ、さらには通常の人間関係にも用いることができます。

また、カウンセリング、コーチングともに、多くは「答えは相手の中にある、相手がもっている」という前提のもとに行われます。「こうしたらいいですよ」「ああしたらどうで

コーヒーブレイク

コーチングについて

「コーチング」という言葉を聞きなれない読者の方もおられるかと思いますが、これは1950~60年代にかけてアメリカで生まれたコミュニケーション法です。スポーツ選手を指導するコーチが使っていた指導技術をもとに、アメリカでさかんな成功哲学、リーダーシップ論やさまざまなカウンセリング学、そして接遇学、行動科学などの要素をミックスして体系づけられました。コーチングにおける「コーチ」は、その人が望む目標や希望を達成するために、その人自身の意思に基づく自発的行動を引き出していきます。そして、行動が始まれば、行動力を継続させ、より良い方向に向かっていくことをサポートしていくというスタンスを取り続けます。

本文中でも述べたとおり、カウンセリングは過去に向かって「why ?」、コーチングは未来に向かって「how ?」と定義づけられます。もっとも、コーチングには実際、さまざまなカウンセリング技法が取り入れられていますので、共通する部分も多いのです。

すか」という言葉を用いるのは、コンサルティングやアドバイシングであって、コーチング、カウンセリングの場合には、相手の話を受容的に聴くことで、まずは相手から相手のなかにある答えを引き出していきます。前述のように、私たち歯科医師は歯科医学の専門家ですから、患者さんに治療に関するアドバイスをする機会は多いのですが、デンタルカウンセリング、デンタルコーチングにおいては、まず「受容的に聴く」という行為が重要になります。

また実際は、カウンセリング、コーチングだけで患者さんの歯科口腔外科疾患が治癒するわけではないので、私たち歯科医師が治療する必要があるのは当然のことです。しかし、最後は患者さんが自ら「もっと快適に噛めるようになりたい」「もっときれいにしたい」という明確な意識、モチベーション、つまりナラティブを理解していないと、歯科医師、患者さん双方が満足するような結果は得にくいことも確かです。その患者さんの思いを尊重し、歯科医師、コ・デンタルスタッフ、そして患者さんの三者が一緒に伴走していくのがデンタルコミュニケーションの目的です。

このように、デンタルカウンセリング、デンタルコーチングは、歯科治療において患者さんの主訴や口腔内に関するさまざまな想い・心理的背景、つまりナラティブを知り、コミュニケーションを円滑に行って良好な人間関係を構築し、治癒というゴールに一緒に向かっていくための技法だと言えます。

コーヒーブレイク

アイコンタクト

英語圏の国々では、アイコンタクトを取らずに会話をすることは一般的にルール違反だとされています。視線を合わせるということは、相手を「認める」という最初の行為なのです。ただ、日本人は慣れていないために目を見つめられるのが苦手な場合もあり、人によっては誤解されます。見つめすぎるのは失礼と考えることもあるからです。日本人同士の場合は、「相手の胸から上を全体的に眺める」程度のアイコンタクトでいいと思います。筆者らは、口唇あたりに視線をあてます。すると、お互いに照れずに会話ができます。また、診療中、患者さんと会話するときは必ずマスクをはずします。マスクは、患者さんにとってある意味「怖い」ものであり、圧迫感があるものです（小児の患者さんを想像してみてください）。また、患者さんの口唇に視線をあてているこちらがマスクをしていては、患者さんは同じ位置に視線をあてられません。すると患者さんはこちらの目に視線をあてるので、なんとなく窮屈なコミュニケーションになってしまいます。

デンタルコミュニケーションの導入ツール

(1) アイスブレイキング——相手の心の緊張を解く

アイスブレイキングとは「話すきっかけ」のことで、主に初診の患者さんや通院を始めてから日の浅い患者さんに用います。つまり、一種の名刺交換のようなものです。

初診の患者さんは、ただでさえ緊張しています。初めての場所、しかもそこは歯科医院。どんな先生なんだろう? やっぱり、痛いのかなぁ? 怖いのかなぁ? ……など、不安はつきません。それは通院中の患者さんの紹介で来院した患者さんでも同様です。そんなとき、問診の前にアイスブレイキングを行います。「今日はいい天気ですね」「～にお住まいなんですね」「○○さんのご紹介なんですね、○○さんはお元気ですか?」「私どもの医院はどのようにしてお知りになりました?」と治療とは関係のない話をします。それも難しいという先生は、「こんにちは。院長の△△です。よろしくお願いします。」でまずは十分なのです。これによって患者さんの緊張が少し和らぎ、問診に円滑に入っていくことができます。いきなり「今日はどうしましたか?」では、緊張はほぐれません。

多くの医院では、初診時の受付の時に、患者さんにあらかじめ問診表に主訴や既往歴、常用薬などを書いてもらうことが多いと思います。筆者らの医院では、患者さんに氏名・

生年月日・住所・電話番号しか書いていただきません。主訴、現病歴、既往歴、常用薬など必要な情報は、歯科医師が患者さんから直接、聴取します。これも治療に入るまでのアイスブレイキングになると考えているからです。

(2) ペーシング——安心感と親密度アップ

これも相手の緊張をほぐすための技法のひとつです。人間の心理として、自分と同じものや共通しているものに親近感を覚え、心を許すことが知られています。たとえば、同じ出身校、同じ故郷、同じ趣味、共通の友人の存在などです。初対面でなんとなく堅苦しい感じの二人の人間が、互いに同じ出身地だとわかったとたんに急に打ち解けたりするのは、この心理によるものです。

実際の診療の場では、話し方や言葉の雰囲気、話すリズムなどを患者さんに合わせていきます。ゆっくり話す人には、自分もゆっくりと話す、丁寧語を使う人には、上品さを心がけて話す。痛いと訴えている人には、悲痛な表情をする、といった感じで、相手に自分を合わせていきます。これによって相手はこちらに親近感をもち、ぐっと話しやすくなります。しかし、怒っている人にペーシングを用いてしまっては、火に油を注ぐことになりますから注意が必要です。

デンタルコミュニケーションの核となるツール

ここからが、デンタルコミュニケーションの本質です。まずは、コミュニケーションの三大スキルを確認しましょう。

・聴く
・質問する
・伝える

この3つは、カウンセリング、コーチングにおいて非常に重要視されます。というより、これが基本であとは応用なのです。デンタルコミュニケーションの核となるツールも、これら「聴く」ツール、「質問する」ツール、「伝える」ツールの3つだと言えます。

1 「聴く」ツール

(1) パッシブリスニング

パッシブリスニングは共感的理解法の一つで、受動的な聴き方のことです。著名な心理学者のカール・ロジャース博士が唱えたカウンセリング技法の一つで、カウンセリングの場においてよく用いられます。心理カウンセラーの衛藤信之氏は、パッシブリスニングを以下のような方法で行うのが効果的と定義しました。

①沈黙
②あいづち
③思いを引き出す言葉

①と②は、相手の言いたいことを引き出す役割があります。沈黙や「ふーん」「そうですか」「本当ですか」などのあいづちで、相手は話しやすくなります。③は〝ドアオープナー〟ともいい、コミュニケーションの最初の相手にもっと話すよう促す役目をします。「それについて話してみませんか」「それについてもっと知りたいのですが」「あなたには大事なことのようですね」などがそれにあたります。悩みの答えは相手の中にある、という考えが基本にあります。そして、こちらがアドバイスをするのではなく、パッシブリスニングで「聴く」ことによって相手の答えを引き出してあげるのです。このパッシブリスニングにより、問題の60％は解決できるといわれています。

「私はあなたに関心があるのです」「あなたがどう考えているか本当に知りたいのです」「私はあなたの考えをもっと知りたいのです」という態度に、好意をもって応じない人はまずいません。自分は価値がある、尊重されている、大事に思われている、受容されている、関心をもたれている、と感じていい気持ちになるのが、人間の心理というものです。

ただ、このパッシブリスニングの技法にも限界があります。なぜなら、
・具体的な言葉がほとんどないので、相手は物足りなくなってくる
・こちらが本当に相手の言うことを理解しているか、相手はよくわからない
・親密に十分わかりあえる力はない
という特徴があるからです。

(2) アクティブリスニング

パッシブリスニングを補う手法が、このアクティブリスニングです。これは同じく共感的理解法の一つで、能動的な聴き方のことです。これもカール・ロジャース博士のカウンセリング技法の一つで、パッシブリスニング同様、カウンセリングにおいてよく用いられます。アクティブリスニングは、以下のステップからなります。

①繰り返す
②話をまとめる
③気持ちを汲む

相手の話を繰り返すというのは「同意」ではなく「共感」です。繰り返すという行為の目的は、あくまでも「あなたの今の感情は～で間違いないですね」という確認のためです。相手の言ったことをこちらがちゃんと聴いているということを、相手にフィードバッ

クするのです。しかし、あくまでこれは「共感」であって「同意」ではありません。相手の話を聴いて、「そうですね」「わかる、わかる」と言うのではなく、あくまで「あなたの気持ちは、～なんですね」と確認することが重要です。そして、③の気持ちを汲む聴き方が、相手に「聴いてもらえた」「わかってもらえた」という印象を与えます。患者さんとの会話中に「この人にどのような治療をしたらよいだろう」などと考えずに、この技法を用いて一度は鏡になって話を聴いてみると、その効果を実感できるはずです。きっと普段聴けないような貴重な会話になることでしょう。そして、それは時には治療における重要な情報になることもあるのです。

アクティブリスニングの具体例を出しましょう。

「先生、３日前から奥歯が痛みだして、それがだんだん強くなってきたんです。もう食事も満足に取れませんし、昨夜は痛くて痛くて、ほとんど眠れなかったんです」という患者さんに対して、「３日前から奥歯が痛みだして、食事も睡眠もままならないくらいつらかったんですね」という感じに答えるわけです。「そうですね、痛いのはよくわかります」と同意するわけではありません。

では、アクティブリスニングの技法を使った場合の患者さんとの会話例を挙げて、技法の使い方をさらに具体的に解説していきましょう。

患　者：先生、先週から顎がだるくて食事のときもなんだかとてもつらいんです。

歯科医師：そうですか、先週から顎がだるくて食事もとりにくいのですね（患者さんの話を繰り返す）。

患　者：そうなんです。今までもたまにあったんですけど、だいたい1日か2日すれば治っていたので、あまり気にしていませんでした。口を開けるときに顎がカクカクいうのはいつものことでしたから。今回は、いつものようにすぐに治らないので心配になって……。友達に話したら、そのうち口が開かなくなるよ、とか言われて余計に心配になったんです。そういえば昔、雑誌で顎関節症の記事を読んだことがあって、一生治らないというようなことが書いてあったような気もするし、食事をするのもつらいし、会話をするのにも顎がだるい感じがするし。それで先生に診てもらおうと思って……。

歯科医師：う～ん、今まで同じ症状でもすぐに治っていたんですね。でも今日はつらさが続くので、不安になって来院されたわけですか。たしかに食事が不自由なのはつらいですよね（患者さんの話をまとめる）。

患　者：本当にそうです。私、硬いものが好きなのに、顎が痛くて噛みしめるのも怖いし。そういえば、何でもないときも歯をくいしばっていることが多いんですよ。

歯科医師：そうですか（あいづち）。普段も歯をくいしばっていることが多いんですね（患者さんの話を繰り返す）。
患　者：そうなんです。とくにこのところ、主人の病気の具合が悪くて、私も看病で疲れているのか、よけいにくいしばっていた気がします。
歯科医師：ご家族の病気は、ストレスになりますよね（患者さんの気持ちをくむ）。それでくいしばりが多くなったのかもしれないわけですね。
患　者：たぶんそうだと思います。私、気になることがあったとき、夜も歯をくいしばっているみたいで。朝起きると顎が痛いことがよくありました。
歯科医師：以前からストレスがあると、そういう症状が出ていたわけですね。今回は、ご主人の病気が顎の不調の引き金になった可能性があるわけですね。
患　者：先生、そうだと思います。今日は、先生と話ができて本当によかったです。気が楽になりました。でも顎のほうも心配なので、調べてもらえますか？
歯科医師：はい、かしこまりました。

当然、この後、顎関節や咬合の診査を行い、必要があれば治療を行っていくわけですが、このとき、患者さんのナラティブを理解したうえで行うのか、まったく無視して行うのかでは、患者さんの心情や治療への取り組み方に大きな差が出てきます。

コーヒーブレイク

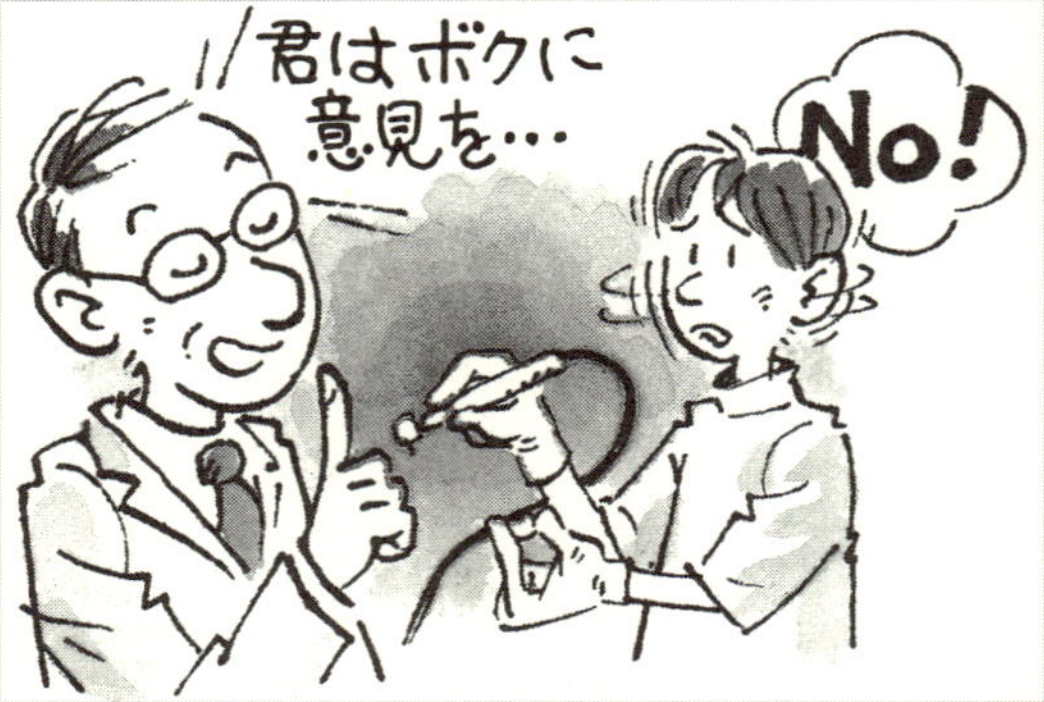

アクティブリスニングを覚えたてのころによくやる間違い

この技法を覚えたての人がよく犯す間違いとして、アドバイスを実際に求められたときに使ってしまうことがあります。

若い勤務医が、

「院長、この歯のエンドはどうしたらよいでしょうか」

と聞いてきた時に、

「ああ、君はこの歯の治療に対して僕に意見を求めているんだね」

などと答えていたら、問題は解決しません（前述の衛藤信之氏は、これを「ロジャースごっこ」と呼んでいます）。

2 「質問する」ツール

「聴く」を行った後に、次にすることが「質問する」ことです。一般的に、質問することの目的は、大きく分けて2つあります。一つは相手の能力や知識を確かめたり調べたりするため、もう一つは自分のわからないことを知るためです。しかし、コーチングにおいて質問をする目的はこのどちらでもありません。「相手の心の中から思いや考えをより引き出す」ことなのです。聴き手が、「聴くツール」を用いて相手の話を聴くことで信頼関係が生まれ、相手の中で混沌としていた考えがある程度まとまってきます。そして、質問を投げかけることで、相手の心の中のより深い部分からの思いを引き出し、何らかの気づきを促します。質問によって、相手に問題の解決法の手がかりを見つけてもらうのです。

(1) オープンクエスチョン

オープンクエスチョンは、「どうなさいましたか?」といったように、患者さんの答えの内容を限定しない質問の仕方です。〝内容を限定しない〟とは、答えの内容が患者さんによって千差万別になることです。実際の診療において、「今日はどうなさいましたか?」と患者さんに問いかければ、そこから患者さんの答えは人によってそれぞれ異なってきます。「昨日から前歯が痛むんです」という人もいれば、「3年前に他の医院で治療した歯が痛くなったんです。1年前にも少し痛みはあったので、歯医者さんに行こうかなとも思ったのですが、そのときはすぐに治ったので、結局ほうっておいたんです。ああ、そういえば3年前に治療してもらったときに、そのときの先生がこの歯はもちが悪いかもしれないと言っていた気もしますし……」といった具合に延々と話す人もいます。

患者さんは自分の話したいことを自由に話せるので、コミュニケーションを取ることに役立ち、患者さん自身も言いたいことが言えたという満足感が生まれます。ただ、欠点としては、患者さんが自由に話せるために時間がかかり、話が前後したり話が飛んだりするので、治療に必要な客観的な情報を得るのが難しいという面が生まれます。コーチングでは、会話の中で核心部分になるとこのオープンクエスチョンを意識して用いていきます。

(2) クローズドクエスチョン

クローズドクエスチョンは「痛みはありますか?」「昨日はよく眠れましたか?」のように「はい」「いいえ」で答えが完了し、そこで会話が完結する質問法です。こちらが必要とする情報は確実に得ることができ、時間もかからないので、医療現場ではよく用いられます。患者さんにしても「はい」と「いいえ」で答えればいいので楽ですが、言いたいことが言えなかったなどの不満が残ることもあります。したがって、クローズドクエスチョンで情報を効率よく得るにしても、オープンクエスチョンを織り交ぜながら、患者さん

コーヒーブレイク

オープンクエスチョンとクローズドクエスチョンの使い分け

筆者らは、実際の臨床の現場においてオープンクエスチョンとクローズドクエスチョンを大きく分けて、2通りの方法で用いています。

まず、緊張しがちな人には、答えやすい質問をクローズドクエスチョンで行ってある程度の緊張をほぐしていき、ころあいを見てオープンクエスチョンを織り交ぜていくという方法です。

一方、社交的で最初からある程度しゃべる人には、逆にオープンクエスチョンから入って、相手の言いたいことをある程度探り、クローズドクエスチョンを用いて徐々にそれを絞って詳しい話を聴いていきます。

社交的な人で一方的に言いたいことを言う人には、こちらが主導権をきっちり握りながら、会話をきちんとコントロールしていく心構えが必要です。そうでないと、きりがなくなってしまいます。

の言いたいことを汲んでいく配慮が必要になります。

このほか、質問法には「未来型質問・過去型質問」「肯定型質問・否定型質問」などがありますが、これらは機会があれば実践編で述べていきたいと思います。

3 「伝える」ツール

コーチングでは、相手の中の答えを引き出すことを重視するため、一般にできるだけアドバイスやティーチングをしないように心がけます。しかし、実際の臨床現場では、私たち歯科医師は、患者さんやスタッフにアドバイスしたり、指示したりすることが不可欠になってきます。そこで、自分の言いたいことを「伝える」必要が出てます。自分のメッセージをきちんと「伝える」には、何に留意する必要があるでしょうか。それは、まず相手のニーズを知るということです。相手が何を求めているのかを知らなければ、こちらは何を伝えたらいいのかわかりません。相手にとって必要のないことであれば、聴く耳をもってもらえないし、どんなにすばらしい知識も技術も役に立ちません。そのためには、前に紹介した「聴く」ツールと「質問する」ツールによって、相手のナラティブを理解し、ニーズを引き出しておく必要があります。その上で、ここで紹介する「Iメッセージ」を用いて、相手に伝えていくのです。

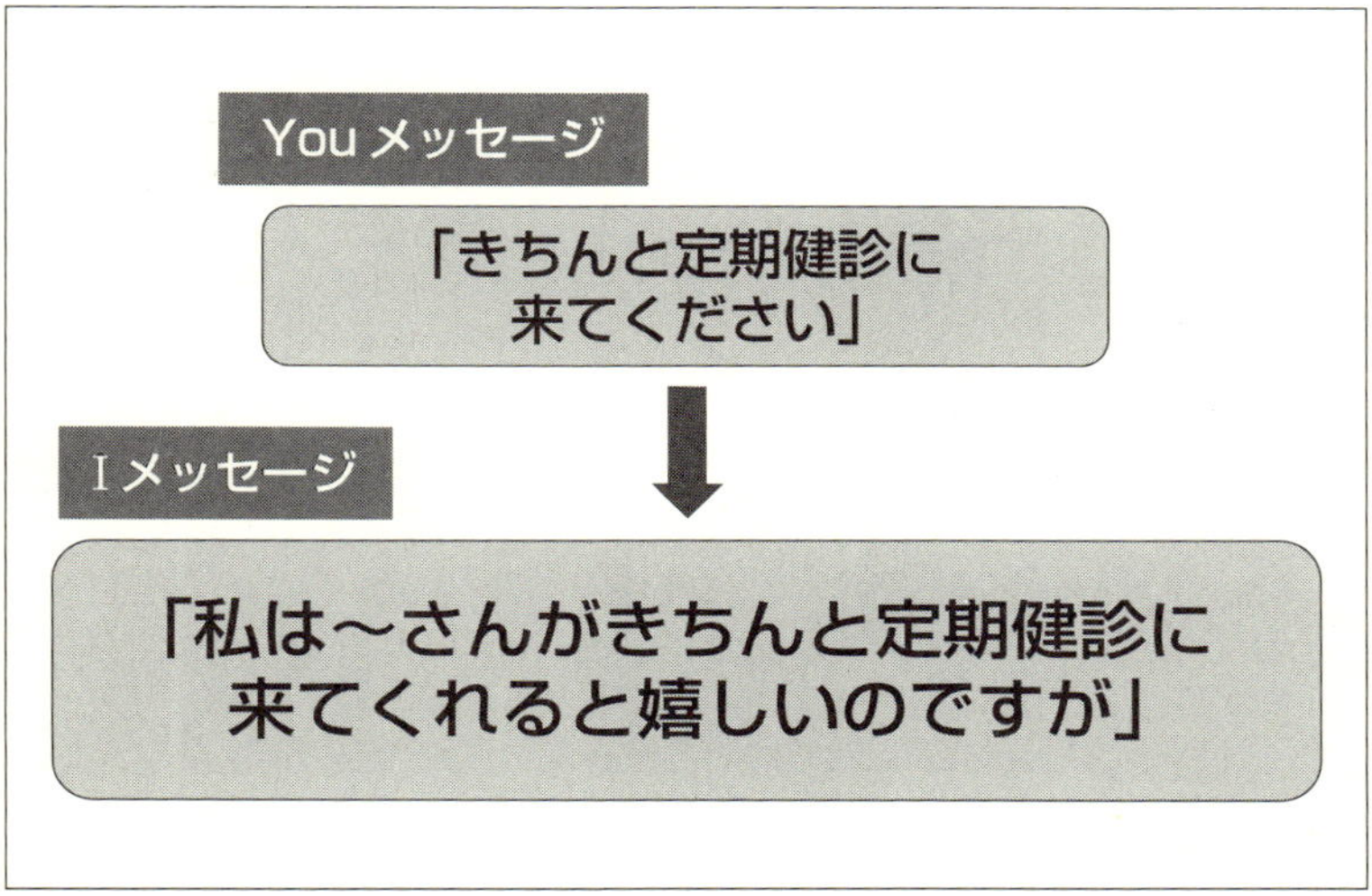
Youメッセージ
「きちんと定期健診に
来てください」
Iメッセージ
「私は～さんがきちんと定期健診に
来てくれると嬉しいのですが」

図４－５　IメッセージとYOUメッセージの違い。

Iメッセージ

患者さんの話を十分に聴くことができるようになると、今度はこちらの言いたいことを伝えることが必要になってきます。患者さんに治療計画や治療内容を伝えるという技術は、私たち歯科医師にとって必要不可欠です。

まず、パッシブリスニング、アクティブリスニングによって患者さんのナラティブをよく知ったうえでこちら側の意見を伝えていくと、患者さんは抵抗なく受け入れていくことが多いのです。筆者らは、意見を伝える際にIメッセージという技法を用います。このIメッセージは〝自己開示〟とも言うことができます。

例として図4-5を見てください、ずいぶんと表現が変わることがわかるでしょう。

YOUメッセージは「あなたは～だ」という言い方で、主語が「あなた」になります。「あなたは、センスがいい」「あなたは頑張っている」というように相手を褒める内容でも、相手からすれば、自分が評価されている、決めつけられているといった印象を感じてしまうことがあります。

それに対してIメッセージは「私は～と感じる」「私は～と思う」という言い方です。相手への行動の評価ではなく、あくまで私がどう思ったか、どう感じたかを伝えるわけです。

「君は毎日、頑張ってなかなか偉いよ」

と言うと、褒められてはいるものの、なんとなく評価されているような印象になりますが、

「君が毎日、頑張ってくれているので、僕はとても助かっているんだ」

といったほうが相手には伝わります。Iメッセージは日ごろ使い慣れていないと、少し気恥ずかしく感じることもあると思いますが、YOUメッセージよりIメッセージのほうが相手に確実に気持ちが伝わっていきます。

たとえば、歯科医療の現場で、歯科衛生士が患者さんに

「この前お伝えした方法できれいに磨けていますよ」

と言うより、

「この前お伝えした方法できれいに磨けていて、私はうれしいです」

と言ったほうが、患者さんに伝わりやすくなるわけです。また、受付では、

「無断キャンセルはしないでください」

と言うより
「何か連絡がないと○○さんに何かあったのではないかと、私は心配になってしまいます」

と言ったほうが、効果的に患者さんに伝わります。

YOUメッセージが悪いというわけではありませんが、自分の気持ちを伝えたい肝心なときには、Iメッセージを使ったほうが相手に確実に伝わり、効果的です。

ここまで話してきたことを、一度まとめてみましょう。

①コミュニケーションの最初には、まず相手の緊張を解くことを第一に考える（アイスブレイキング、ペーシング）
②そして、相手のナラティブを知るために鏡となって、相手の話を聴く（アクティブリスニング、パッシブリスニング）
③相手のナラティブを踏まえたうえで、こちらから質問して相手の心の深い部分の思いを引き出す（オープンクエスチョン、クローズドクエスチョン）
④以上を考慮して、自分の医師としての考えを伝えていく（Iメッセージ）

コーヒーブレイク

Iメッセージで自分の気持ちを開示する

著者（石川）には、18歳になる娘がいます。ちょうど思春期のために、中3から高1にかけて反抗期がありました。私が朝「おはよう」と言っても無視するのです。そんな娘の態度に対して私は、

「朝、親が挨拶しているのだから、おまえもちゃんと挨拶を返せ！」

と怒鳴っていました。悲しいことに、その頃から心理学やコーチング学をずいぶんと勉強していたのですが、スタッフや患者さんにはその技法を使えても、家族に用いるのは照れくさくもあり、恥ずかしくて使えなかったのです。しかし、娘との仲が日増しに険悪になっていく現実を突きつけられると、いてもたってもいられなくなり、思いきってIメッセージを使いました。

「朝起きてお前と挨拶ができないと、パパは朝から何か暗い気持ちになってしまうんだ。患者さんを診ているときもそのこと思い出してしまうこともあるんだよ。パパが挨拶をしたときには、挨拶を返してくれれば嬉しいんだが」

その次の日です、私はわが耳を疑いました。私が起きてくると娘が小さな声で「パパ、おはよう」と言ってきたのです！

もちろん、これはできすぎた例かもしれません。しかし、それほどIメッセージは時として強力なツールになりうるのです。現実の世界でどんなに努力をしてもうまくコミュニケーションが取れないことは、多々あります。しかし、少なくともIメッセージを使うことで、自分の気持ちをきちんと開示し表現することは、コミュニケーションをとるうえでとても大切なことではないでしょうか。

確認と同意

ここまで説明してきた一連のステップで行われた会話の内容をまとめて要約し、その確認とそれについての同意を得ることが必要となってきます。後で「そんなことは言っていない」「そんなつもりではなかった」というトラブルを避けるためにも、「確認と同意」のステップは必要になります。

「最後にもう一度確認したいのですが、〇〇さんは、この部分にインプラントを入れたいということで、そのためには骨を作る手術を受けることを決心されたというわけですね。実際の手術は来月の10日ということでよろしいですね」

実際に承諾書などの書類にサインするのは、この後になります。

筆者らが患者さんとの会話の終了時に必ず行うことは、次の2点です。

①会話の内容を患者さんが理解・納得しているかの確認……「今の話の中でわかりにくいところはなかったですか?」

②患者さんが他に言いたいことがないかどうかの確認……「何か言い足りないことや、言い忘れたことはありませんか?」

デンタルコミュニケーションの応用ツール

GROWモデル

コーチングの手法としてもっとも一般的なもののひとつに、このGROWモデルがあります。図4-6に示すとおりですが、筆者らはこれに少し手を加えて歯科医療向けにアレンジしました。順を追って説明していきましょう。

G	Goal	目標の明確化
R	Reality, Resource	現実把握 資源の発見
O	Options	選択肢の創造
W	Will	目標達成の意思

図４－６　GROWモデル。

(1)　G：Goal「目標の明確化」

「抽象的な大目標から具体的な中小目標へ」というのが本来のコーチングの目的です。筆者らは、応急処置的な患者さんは別として、口腔内の大幅な改善を望む患者さんには時間をかけて話を聴くことにより、患者さんの本当のなりたい口腔状態（審美的にも機能的にも）を探求し、患者さんの目標を明確化していきます。どのような口腔内を治癒のゴールにするのかを一緒に考えていくのです。

人間は、自分の本当に望む目標でないと真剣に努力しないものです。先ほどの「聴くスキル」「質問するスキル」でそのような患者さんの望む口腔内の理想像を探っていきます。そして、もうひとつ大切なことは期限を設けることです。治療上、一応でも期限を決めたほうが、患者さんも息切れすることなく、頑張ることができます。

●患者さんへの質問例

「最終的にはどのような口腔内の状態になりたいですか?」

「何かここをこのようにしたいと思っていることはありますか?」

「では、そういう目標でよろしいですね?」

⑵　R：Reality「現実把握」

「コーチ」の語源は「大切な人をその人が現在いるところから、その人が望むところまで送り届ける」というものです。今その人がどこにいるのかをつかむのがこのステップです。患者さんに必要な診査を行い、現在の口腔内の状態を把握してもらいます。そして、治癒というゴールに向かうにあたって必要なもの、障害になるものを話し合います。歯周治療を行っているのなら、現在の状態は理想とする口腔内の状態の何%なのかを、患者さんにキチンと伝える必要があります。

●患者さんへの質問例

「今一番、緊急の問題は何ですか?」

「改善が必要だと思われるポイントを3つあげると何ですか?」

「長期的にみてもっとも主要な問題は何ですか?」

Rには、もうひとつResource「資源の発見」という意味があります。コーチングでは、目標達成に使えるもの、つまり人・お金・情報・時間をいいますが、歯科治療においては、治療にかかる費用・時間・家族の協力などを確認します。

特に費用のことは重要になってきます。歯科医師は、時として「今回の治療に関してどのくらいの予算を考えていますか?」とはっきり尋ねる必要があるからです。

●患者さんへの質問例

「これから1週間のうちに2時間ほど治療時間を確保できる日はありますか?」

「一番都合のいいのはいつですか?」

「どのくらいの予算をかけるつもりですか?」

(3)　O：Options「選択肢の創造」

今までの過程の中で得たものを考え合わせたうえで、その患者さんに可能なベストの選択肢を患者さんと一緒に考え、決定していきます。歯科医師としてはここでできるだけ多くのオプションを持ち、確かな治療技術を持っていないと患者さんの選択肢が少なくなってきてしまいます。したがって、知識の補強、技術面のエクササイズは必須なのです。

●患者さんへの質問例

「どの方法が一番、しっくりきましたか?」

「選択肢についてメリットとデメリットを整理してみませんか?」

(4) W:Will「目標達成の意思」

やる気の確認、計画の策定をいいます。歯科治療は長期間にわたる場合が多いので、ステップごとに、今、ゴールの何%までできているかを確認しあい、時には励ますことも必要になってきます。

●患者さんへの質問例

「優先順位が一番高いのは何ですか?」

「途中で進行状況をチェックするのはいつにしましょうか?」

「治療をやりとげたらどんな気持ちになりますか? 誰に一番報告したいですか?」

コーチングは患者さんと二人三脚で

筆者らは、このような流れで患者さんをコーチングしています。

ここで大切なのは、歯科医師という専門職である「私」は、患者さんに「アドバイス」や「私の意見」を話しますが、治癒という目標を最終的に立てるのは患者さん自身である

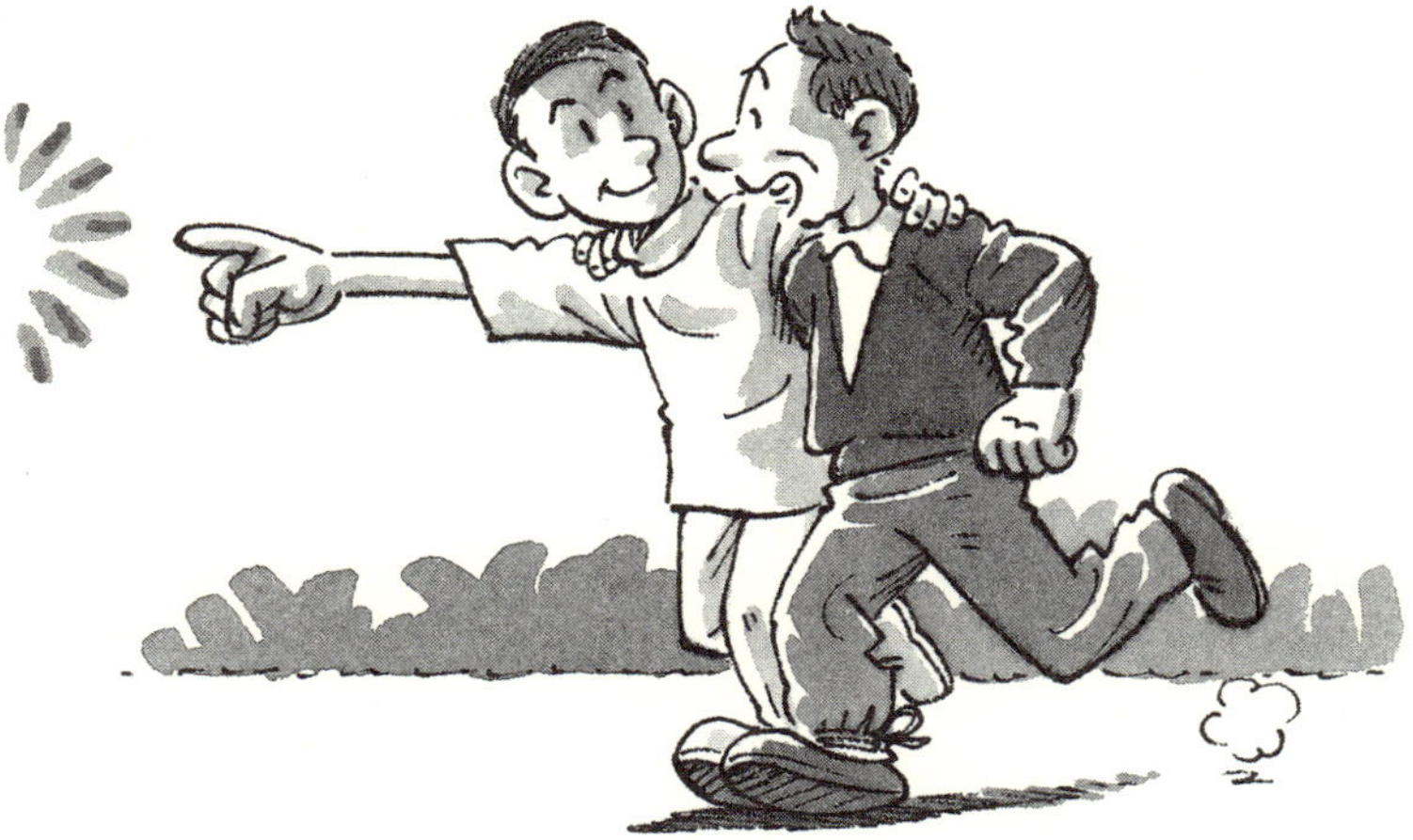

ということです。また、一般的なコーチングと違い、コーチをするだけでなく、歯科医師側も目標に向かって治療という行為により参加していかなければならないことに、歯科医療の難しさがあります。私たち歯科医師は常に、患者さんと二人三脚で行かなければならないのです。

そしてここで、本書のテーマである「患者さんのナラティブを知ること」がとても重要になってきます。治療だけでなく、最近脚光を浴びている予防に関しても、それはまったく同じです。患者さんの口腔内の予防を、また長い間のメインテナンスをしていくには、その患者さんのナラティブを知ることが歯科医師、歯科衛生士ともに大切なのです。112ページにここまで紹介してきたツールを示しておきます。

導入ツール		アイスブレイキング		本題と関係のない話をする
		ペーシング		話し方・言葉の雰囲気・リズムを相手に合わせる
核となるツール	「聴く」ツール	パッシブリスニング		受動的に相手の話を聴く：①沈黙、②あいづち、③思いを引き出す言葉
		アクティブリスニング		能動的に相手の話を聴く：①繰り返す、②話をまとめる、③気持ちをくむ
	「質問する」ツール	オープンクエスチョン		相手の答えの内容を限定しない質問をする
		クローズドクエスチョン		「はい」「いいえ」で答えが完了する質問をする
	「伝える」ツール	Iメッセージ		「私」がどう思ったか、どう感じたかを伝える
確認と同意				会話の内容を相手が理解・納得しているかどうかを確認する
				相手がほかに言いたいことがないかどうかを確認する
応用ツール		GROWモデル	Goal	相手の目標を明確化していく
			Reality	ゴールに向かうにあたって必要なもの、障害になるものを把握してもらう
			Option	相手にとってベストな選択をともに考え、決定していく
			Will	相手のやる気を確認し、計画を策定する

図４－７　デンタルコミュニケーション、デンタルカウンセリングのツールのまとめ。

コーヒーブレイク

〝予防〟とＮＢＭ

最近、ＰＭＴＣや唾液検査をはじめとする予防の重要性がさかんに言われています。また〝内科的歯科治療〟という言葉もよく耳にするようになりました。こうした時代こそ、ＮＢＭが重視されるべきです。同じ患者さんのメインテナンスをしていても、生活の変化（たとえば、家族の病気や転職などの大きなストレス）によって、口腔内にはその変化が敏感に現れます。そういったときに、患者さんのナラティブを考慮に入れないで、単に「○○さん、最近、お口のお手入れがうまくいっていませんね」と注意してしまっては、患者さんは傷ついてしまうでしょう。口腔内の変化と、患者さんのナラティブの変化が密接にかかわっていることを忘れてはいけません。私たちは歯科医療従事者なので口腔内だけに焦点を当てて考えてしまいますが、患者さんにとって口腔内の問題はあくまで生活の一部分でしかないのです。口腔内の問題が第一優先になることもあれば、後回しになることもあると思わなければいけません。それがナラティブの視点なのです。

治療技術とデンタルコミュニケーションの関係

本章では、ＮＢＭを取り入れていくためのデンタルコミュニケーションツールの話をしてきました。しかし、仮にＮＢＭを理解し、コミュニケーション能力があったとしても、それだけでは患者さんを治すことはできません。繰り返し述べてきたとおり、歯科口腔外科疾患は私たち歯科医師が直接手を加えなければ、治癒はありえないからです。

そのことから、デンタルコミュニケーションツール云々よりも、最後は「技術がやはり最重要だ」と考えておられる読者の先生方も多いと思います。ある意味で、それも間違ってはいません。しかし、いくらすばらしい技術があったとしても、それを認めて納得し、それに見合うだけの治療費を快く出してくれる患者さんがいなければ、宝の持ち腐れになりかねません。

多くの学術誌・商業誌をみると、すばらしい臨床発表の論文が誌面をにぎわしています。けれども、それらの論文から、そこに至るまでの歯科医師と患者さんのコミュニケーションの記録を読み取ることはできません。患者さんがどのような経緯でその治療法を選択するに至ったのか、歯科医師はどのように患者さんとコミュニケーションを取り、コンサルテーションをしたのか、という過程はまったく不明のまま、術前・術中・術後の美しい写真と治療経過、考察が述べられているだけです。しかし、その過程には数々のナラティブがあったに違いありません。患者さんが来院したときから歯科医師とのコミュニケーションが始まり、ナラティブのすり合わせが行われ、デンタルカウンセリングが行われていたはずなのです。症例写真は治療経過のほんの一部に過ぎないといっても過言ではありません。

このことを考慮せずに、論文を熟読しただけで、そのような治療法を取り入れていくことはリスクが高いと言えます。なぜなら、仮に論文のケースとほとんど同じような患者さんが来院したとしても、論文と同じような治療経過をたどり、同じような治療完了時の口腔内になる可能性は低いからです。異なった人間を診ていくためには、一人ひとりのナラティブを理解し、歯科医師のナラティブとすり合わせを行っていく必要があります。そして、患者さんを理解するデンタルカウンセリングもまた、非常に重要になってきます。

治療技術のスキルアップと同様に、デンタルカウンセリングおよびデンタルコーチング能力のスキルアップをしていくことは、オーダーメイドの患者さんを感動させる歯科医療のためには必須です。ＮＢＭがＥＢＭを補って相補的な役割をしているように、治療技術とデンタルカウンセリング能力、治療技術とデンタルコーチング能力が相補的な関係になるのが望ましいと言えます。最高の歯科医療を患者さんに施すのであれば、それと同様の人間関係を患者さんとの間に構築することが必要ではないでしょうか。

デンタルカウンセリング、デンタルコーチングを行ううえでの注意点

私たち歯科医師が治療の対象とするのは、当然ながら顎口腔顔面領域の歯科口腔外科疾患、すなわち身体疾患です。しかし、最近では明らかな器質的な異常がないにもかかわらず、顎口腔顔面領域の痛みを訴える患者さんが歯科医院を訪れることも多くなってきています。そのなかには、精神的な因子の関与を疑わせるケースも少なくありません。具体的には、精神疾患に起因した顎口腔顔面領域の痛みを訴えるケースがそれにあたります。

典型的な精神病患者が歯科医院を訪れることは稀かもしれませんが、うつ病などを合併しているケースは徐々に増えています。デンタルカウンセリング、デンタルコーチングを日常臨床に取り入れていく際に注意すべきことは、精神疾患をともなっている患者さんには、それらの技法を用いてはいけないということです。図4-8に示すとおり、精神疾患をともなう患者さんは精神科や心療内科の治療対象であり、残念ながら本章で紹介してきた技法の対象とはなりえません。ここでは、精神疾患をともなっている患者さんに出会ったとき、それらがどのような病態なのかをイメージできるように、代表的な精神疾患であるうつ病、そしてそれに関係する心身症、神経症を簡潔に解説していきましょう。

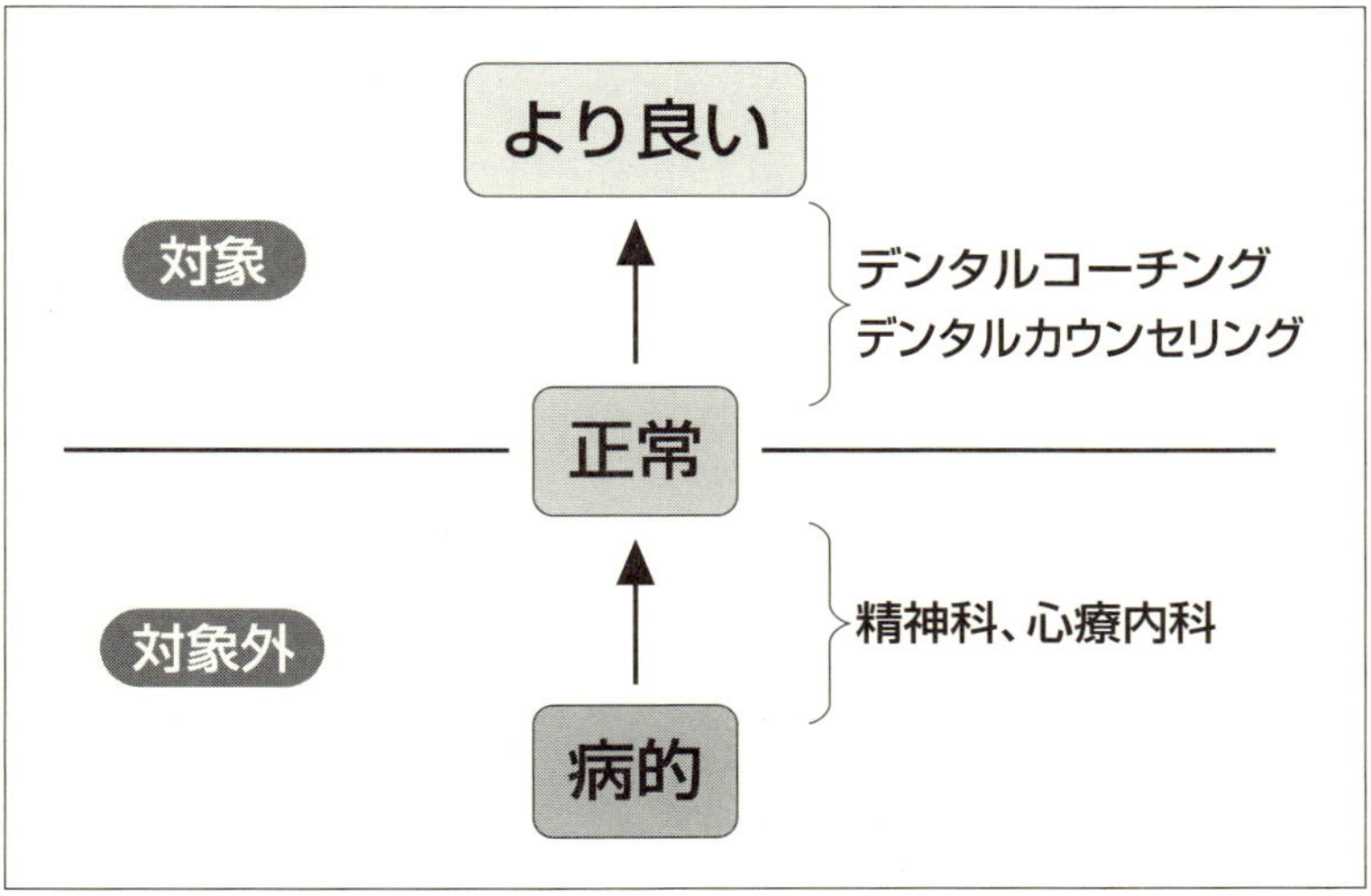

図４－８　デンタルコーチングとデンタルカウンセリングの対象。

うつ病は年々増加しており、２０２０年には先進国において罹患率が心臓病やガンを抑えて第1位になると予想されています。また、うつ病患者は痛みを主訴として内科・耳鼻科・外科・歯科などを受診することが多く、内科に痛みを主訴として来院した患者の30〜70％がうつ症状を認めたという報告もあります。そのため、歯科医院を訪れる患者さんが合併症としてうつ病を抱えているケースは、今後増加すると考えられます。うつ病の診断基準は、学派の考え方の違いから明確なものはありません。したがって一般的には、ＩＣＤ–10（国際疾病分類）やＤＳＭ–Ⅳ（米国精神病学会）に当てはめて診断します。

　うつ病の精神症状としては、抑うつ気分、興味または喜びの喪失、不眠または過眠、焦燥、罪責感、思考力減退、死についての反復思考などが挙げられます。また、身体症状としては、易疲労感、食欲不振、体重減少、性欲減退、頭痛、頭重、肩こり、便秘などがあげられます。軽度のうつ病では、表情が抑うつ的でないことが多く、会話もスムーズに行えますが、訴えている症状が改善するにしたがって突如として抑うつ状態が現れることがあるので注意を要します。うつ病は、問診にて常用薬を聴取し、抗うつ薬および抗不安薬を内服していることがわかれば、比較的容易に罹患していることが判断できます。

「心身症」という言葉は、１９４３年にイギリスのハリデイが初めて用いたといわれていますが、その明確な定義はまだ確立されていません。１９９１年に刊行された日本心身医学会の『心身医学の新しい治療方針』の中で、「心身症とは、身体疾患のなかでその発症や経過に心理社会的因子が密接に関与し、器質的ないし機能的障害が認められる病体をいう。ただし神経症やうつ病など、他の精神障害に伴う身体症状は除外する」と定義されています。つまり、ストレスとの関係がはっきりしている病気を心身症というのです。神経症やうつ病では身体的異常がみられませんが、心身症は臨床検査で身体的異常が見られます。胃潰瘍は代表的な心身症で、ストレスを無視して治療できないのは周知の事実です。そのほか、高血圧、過敏性大腸症候群、片頭痛、円形脱毛症なども心身症と言われています。歯科口腔外科領域では、顎関節症の一部が心身症といわれています。

「神経症」という言葉を初めて使い始めたのは、あのフロイトと言われています。神経症は、心理的要因によって精神的あるいは身体的症状が引き起こされた状態を言います。神経症は機能的な障害であり、器質的な病変は含まれません。その中心は「不安」という症状です。本人は痛みや動悸、呼吸困難などさまざまな身体症状を訴えますが、そこに器質的な病変は認められません。心身症が身体的症状が中心になるのに対して、神経症は心の問題、つまり精神症状が中心となるのが大きな違いです。症状の成立には、どちらも「心」が関係しますが、症状が現れるのが、心身症では「身体」、神経症では「心」となります。また、神経症に関連するものとして、「パニック障害」があります。

パニック障害は、1992年にICD-10（国際疾病分類）の中に入れられました。その主症状は、「パニック発作」です。これは、不安になったり緊張すると心臓がドキドキしたり、息苦しくなったり、震えたり、汗をかいたりといった症状が強く現れることをいいます。また、とくに原因もないのに、なんの前触れもなく不意に起こり、強い不安や恐怖をともなうのが特徴です。そして「このまま死ぬのではないかと」思うほど、激しく発作が起こって動けなくなったり、呼吸ができなくなる場合もみられます。パニック発作はどんな状況でも起こりうるものですが、「電車の中」「高速道路を走行中の車内」「歯科医院」「美容院」「スーパーマーケットのレジ」などが起こりやすい場所といわれています。

他にも代表的な精神疾患として、統合失調症や身体表現性障害、人格障害、心気症などがあります。詳しく知りたい方は成書をご覧ください。

コーヒーブレイク

ボディコミュニケーション

「先生に乱暴に唇を引っ張られた！」「歯科衛生士さんに無理やり口を大きく開けられた！」などと患者さんから言われてしまったことのある先生方は、けっして少なくないと思います。

歯科診療における患者さんへの最初のボディタッチは、口唇へのタッチです。歯科医師やコ・デンタルスタッフが患者さんの口唇や口腔内に触れることは、治療をするうえでもちろん必要不可欠なことですし、毎日の診療のなかで日常的に行われています。ところが、患者さん自身にとってはどうでしょう。歯科医院に足を運ぶことさえ非日常、ましてや口を触られ、引っ張られることは……。

一度慣れてしまい、当たり前だと感じていることには、人は注意を向けなくなってしまいがちです。「口を触られることは患者さんにとって非日常であり、とてもデリケートな問題である」ということを忘れず、歯科医師、コ・デンタルスタッフとも十分に注意をはらって診療に臨みたいものです。

第5章

歯科臨床におけるNBMの実践

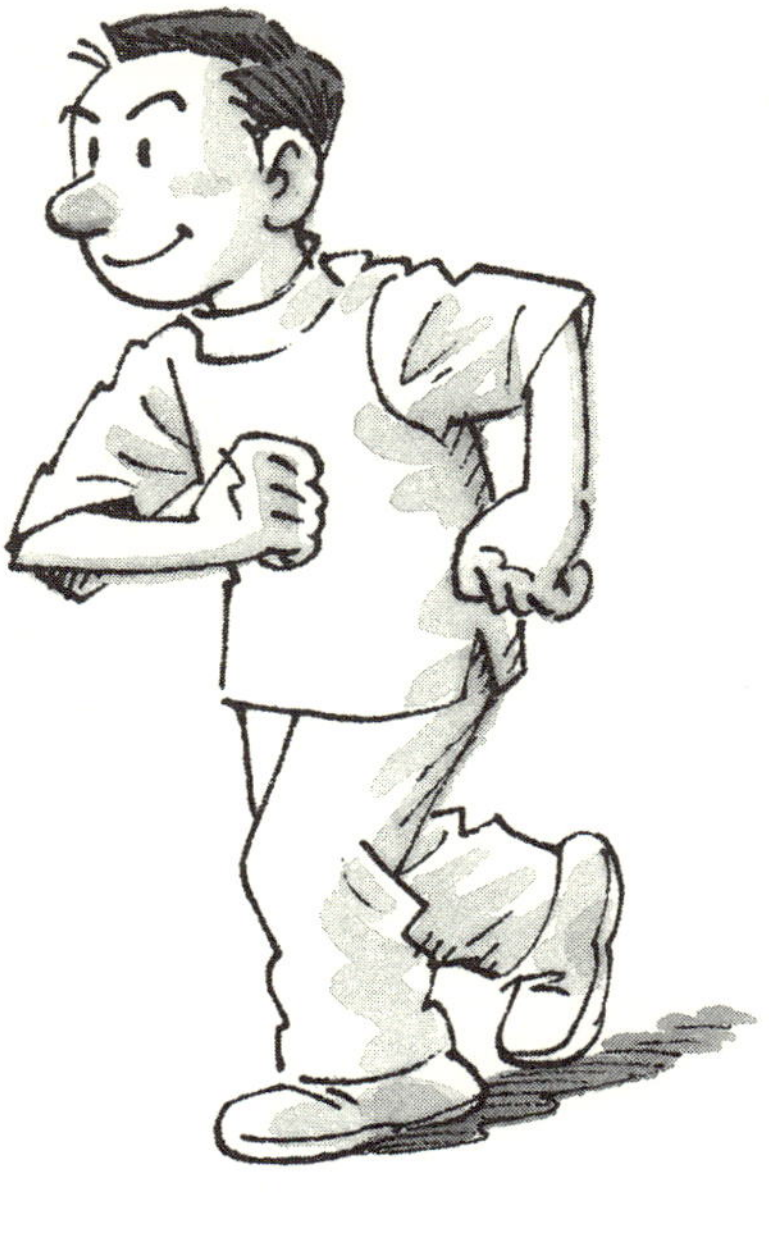

NBMを日常臨床で応用するには

ここまでNBMの概念とそれに基づいたデンタルコミュニケーションのツールについて解説していきました。

読みすすめるうちに、「NBMの概念はなんとなくわかった」「デンタルコミュニケーションのツールもこんなものか」といったイメージを抱くことができたと思いますが、「では、これらを日常臨床にどのように応用するのだろう?」という疑問を抱かれたかもしれません。

そこで、この章では実際の日常臨床で遭遇するケースの多い歯周治療、歯内療法、下顎智歯の抜歯に加え、対応に難渋する口腔内不定愁訴の典型的例である舌痛症の場合について、歯科医師と患者さんの間で交わされる会話例をまとめました。患者さんのナラティブを考慮しない場合と考慮する場合について、それぞれの内容を見比べ、自分だったらどのように説明するかを考えてみてください。そうすると、日常臨床での実践の仕方が見えてくるでしょう。

患者さんのナラティブを考慮した場合、考慮しない場合の会話例

ケース１――歯肉からの出血を主訴に来院した患者さん

★患者さんのナラティブを考慮しない場合

歯科医師：何か全身的な病気はお持ちですか？

患　者：糖尿病です。

歯科医師：お薬を飲んでいますか？　それと空腹時の血糖値、HbA_{1c}をご存知でしたら教えてください。

患　者：薬はグルカゴンを飲んでいます。血糖値はだいたい90前後で、HbA_{1c}はたしか、5.6ぐらいだったと思います。

歯科医師：わかりました。では、これから歯周病の検査をしていきます。

患　者：……はい。

★患者さんのナラティブを考慮する場合

歯科医師：何か全身的な病気はお持ちですか？
患　者：糖尿病です。
歯科医師：お薬を飲んでいますか？　それと空腹時の血糖値、HbA1cをご存知でしたら教えてください。
患　者：薬はグルカゴンを飲んでいます。血糖値はだいたい90前後で、HbA1cはたしか、5.6ぐらいだったと思います。
歯科医師：よくコントロールされていますね。ところで、いつごろから糖尿病の治療を受けられるようになったんですか？
患　者：そうですね、7～8年前からになりますか。もうだいぶ経ちます。実は毎月の診察とお薬をもらいに行くのが、最近少し疲れてきたんです。かといって、糖尿病がひどくなって、インシュリンの注射を打つようになったらと思うと不安で……。
歯科医師：そうですか、糖尿病の治療に少し疲れた反面、病気への不安もおありなんですね。
患　者：そうなんです。ほかにも食事のカロリーとか、気にしないといけないですし。
歯科医師：生活管理など大変でしょうね。

患　者：本当にそうです。いろいろ気になって思わずインターネットで糖尿病のことを調べたりしてしまいます。
歯科医師：そうですか。
患　者：そうそう、一つ教えていただきたいことがあるのですが、よろしいですか？
歯科医師：はい。
患　者：とあるホームページで糖尿病と歯周病の関連性について書いてあるのを見たのですが、私の歯ぐきから血が出るのも糖尿病のせいなのでしょうか？
歯科医師：そうですか、糖尿病と歯周病の関連が不安になって来院されたのですね。
患　者：そうなんです。
歯科医師：では、詳しい資料を用意しますので、しばらくお待ちください。

この患者さんの場合、歯肉からの出血を主訴として来院していることから、ナラティブを考慮しない場合では、問診中に歯科医師はすでに治療方針を考えていることがポイントです。そのため、通り一遍等の問診の後、ただちに歯周基本検査へと移っています。ナラティブを考慮するケースでは、糖尿病に関する必要な問診をした後、糖尿病を足がかりにして患者さんのナラティブに踏み込もうとしています。それによって、患者さんが「歯肉からの出血は糖尿病が原因」と考えているナラティブが引き出されました。歯周治療は、ある程度の期間を要し、患者さんの協力が必要不可欠となります。そのために、患者さんのモチベーションを上げていくことが必要不可欠ですが、それには患者さんのナラティブを知ることが必要です。このケースでは、糖尿病と歯周病の関連性に対する患者さんの疑問というナラティブと、歯周病の正確な知識を伝えようという歯科医師のナラティブをすり合わせようと試みています。患者さんは自分のナラティブを歯科医師が聞いてくれたことがわかったので、歯科医師の話をすすんで聞こうという態度になっています。

ケース2――X線撮影を拒む患者さん（歯内療法時）

★患者さんのナラティブを考慮しない場合

歯科医師：この歯の根の治療を始める前に、レントゲンを1枚撮ります。

患　者：レントゲンを撮るのをやめてほしいのですが……。

歯科医師：歯科のレントゲンの被曝量はごくわずかですから心配いりませんよ。正確な治療をするためには必要なんです！

患　者：でも、レントゲンは撮りたくないんです。何とか撮らずに治療をしてください……。

歯科医師：（しぶしぶ）わかりました、じゃあ撮らずに治療します。

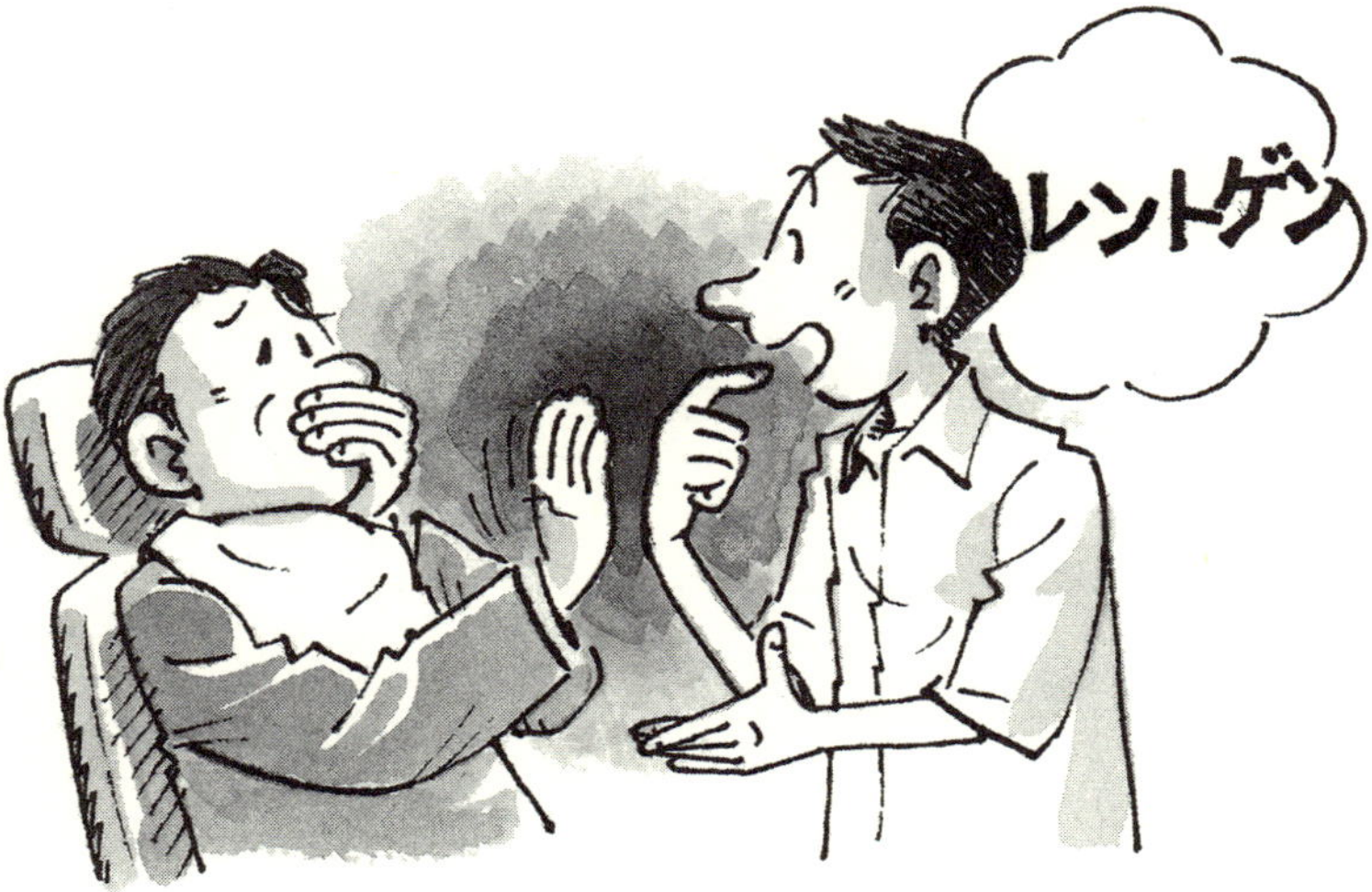

★患者さんのナラティブを考慮する場合

歯科医師：この歯の根の治療を始める前に、レントゲンを1枚撮らせていただけますか。

患　者：レントゲンを撮るのをやめてほしいのですが……。

歯科医師：そうですか、何かレントゲンを撮るのが嫌な理由があるのですね。よろしければお話し願いますか？

患　者：……ここ1年くらい、△△（病名）で病院通いをしているのです。それで、病院で胸のレントゲンからＣＴやらＭＲＩやら、やたらと撮られまして。何か、体に悪いような気がして、なんとなくだるいんです。

歯科医師：なるほど。以前に、△△の病気はうかがいましたが、病院で気になるほどレントゲンの撮影を受けたのですね。
患　者：ええ。まあ必要なものだとは思うんですが、いい気はしなくて。
歯科医師：そうですね。必要だとわかっていても影響を考えてしまいますよね。
（ここで、歯科衛生士に、X線に関する説明のプリントを持ってくるよう指示する）
歯科医師：○○さんのお気持ちは十分理解できました。ところで、歯科のX線（X-dental の場合）の被曝量はこれくらいのものなのです（実際のデータを見せる）。お体に与える影響はほとんどないと思うのですが、いかがでしょうか。正確な根の治療をすすめるためには、できたらこの歯だけのレントゲンを撮らせていただけると助かるのですが。
患　者：そうですか、被曝量が思いのほか少なくて安心しました。わかりました。よろしくお願いします。

X線を撮られたくないという患者さんに対して、ナラティブを考慮しないケースでは、歯科医師は単なる〝わがままな患者〟として扱っており、「（しぶしぶ）わかりました、じゃあ撮らずに治療します」という発言から、歯科医師はその患者さんのナラティブを知ることをあきらめ、コミュニケーションを断絶していることがうかがえます。
一方で、ナラティブを考慮する場合では「レントゲンを撮られたくない」という患者さんのナラティブを認めたうえで、その背景にあるナラティブを知るべく、歯科医師がX線を撮られたくない理由を質問しています。そこから、被曝を恐れている患者さんのナラティブが導かれているのです。

仮に、患者さんのこのナラティブを知らずに、歯科でのX線の被曝量が少ないことだけを説明したとしても、患者さんは納得しなかったでしょう。

ケース3――明らかに保存不可能な下顎智歯の抜歯をするか否か

★患者さんのナラティブを考慮しない場合

歯科医師：だいぶお痛みがおありですね。

患　　者：そうなんです。もう痛み止めも効かなくなって……。何とか痛みを消す方法はないでしょうか？

歯科医師：○○さんの親しらずの状態を診るかぎり、抜歯をおすすめします。

患　　者：私は、親しらずの抜歯は絶対にしたくないんです。

歯科医師：抜歯をしないかぎり、解決にはならないと思いますが。そこまで嫌ならもう少し薬を出しておきますから、それで様子をみてください。どうしてもつらいようでしたら、また来てください。

患　者：やはり抜くしかないのですか？　でもやはり決心がつかないので、もう少し我慢してみます。

★患者さんのナラティブを考慮する場合

歯科医師：だいぶお痛みがおありですね。
患　者：そうなんです。もう痛み止めも効かなくなって……。何とか痛みを消す方法はないでしょうか？
歯科医師：○○さんの親しらずの状態を診るかぎり、抜歯をおすすめします。
患　者：私は、親しらずの抜歯は絶対にしたくないんです。
歯科医師：○○さんの場合、抜歯をすることが一番楽になる方法だと思います。親しらずを抜くことに相当、抵抗があおりのようですね。差し支えなければ、そのわけを教えていただけませんか。
患　者：……実は2年前、姉が親しらずを抜いた時なんですけど、ものすごく腫れて。熱も出て1週間くらい会社も休むほどだったんです。その後も頬の内側を切ったり、少し唇に痺れが残ったりして長い期間、大変な思いをしたんです。それを見ていましたから、とても抜く気にはなれなくて。
歯科医師：そうですか。お姉さまが親しらずの抜歯の際に大変な思いをされたのですね。

患　者：身近でそれを見ていたら、たしかにとても怖くなりますよね。

患　者：そうなんです。その他にも友人から親しらずの抜歯についての大変な話を聞かされて、よけい怖くなって。

歯科医師：お姉さま以外にも、周りで親しらずで大変な思いをされた方がいらっしゃったのですね。

患　者：はい。そんなわけで、どうしても思い切りがつかないんです。

歯科医師：十分お気持ちはわかりました。私の意見ですが、親しらずといってもその生え方は千差万別なんです。お姉さまの場合はかなり難しい抜歯だったんだと思います。○○さんの場合はレントゲンを見ますと、そう深い位置にはありませんので、麻痺などの偶発症の可能性は少ないと思います。術後の腫れも個人差がありますので１００％否定はできませんが、１週間寝込んでしまうような可能性は少ないと思います。

患　者：そうなんですか。私も最後は抜かなければいけないのではないかと思っているのですが……。やっぱり怖いんですよ。

歯科医師：一度覚えた恐怖心はなかなか取れないものですよね。でも、この先繰り返し痛むことを考えれば、やはり抜歯したほうが○○さんにとってはよろしいかと思います。

患　者：そうですね。抜歯の方向で改めて考えてみます。また相談に乗ってもらってよろしいですか？

歯科医師：はい、かしこまりました。

この後、この患者さんが実際に智歯の抜歯をされたかどうかは、ここでは問題ではありません。歯科医師が、患者さんの抜歯拒否に至るナラティブを理解したことに意味があります。

この会話の中で、歯科医師は抜歯の誘導をしているわけではありません。インフォームドコンセントでは、患者さんとの対話の中で、医師に都合のよい誘導をしてはいけないことになっていますが、少なくとも筆者らは、主治医としての意見は言うべきであると考えます。実際の臨床において、知識のない患者さんにオプションを羅列して、どれにするかを選ばせては、患者さんも困惑することが多いのではないでしょうか。

「私の意見はこうですが、選ぶのはあなたですよ。私の意見と異なる方法を選ばれても、私は悪い気はしないし、その方法で全力でやらせていただきます」という接し方が、筆者らはよいと考えます。

ケース4——舌痛症の患者さんを大学病院に紹介する

★患者さんのナラティブを考慮しない場合

歯科医師：今日はどうされました？
患　者：べろが痛いんです
歯科医師：どの辺ですか？
患　者：このあたりです（舌尖から舌中央部を指差す）。
歯科医師：じゃあちょっと見せてください（ユニットを倒す）。
（視診、触診などを行う）
歯科医師：別に何でもないですね。
患　者：でもピリピリして痛いんです。
歯科医師：べろの表面は何でもないですよ。別に傷もついてませんし。
患　者：でも今も痛いんです。
歯科医師：じゃあ、大学病院に紹介状を書きますから、そっちでよく調べてもらってください。
患　者：（しぶしぶ）はい。

★患者さんのナラティブを考慮する場合

歯科医師：今日はどうされました？
患　者：べろが痛いんです。
歯科医師：どの辺ですか？
患　者：このあたりです（舌尖から舌中央部を指差す）。
歯科医師：じゃあちょっと見せてください（ユニットを倒す）。
（視診、触診などを行う）
歯科医師：別に何でもないですね。
患　者：でもピリピリして痛いんです。
歯科医師：べろがピリピリして痛むのですね。
患　者：そうなんです。1日中ピリピリして痛いんです。自分でべろを鏡で見てみても何ともなっていないですし、だから心配になっちゃって。
歯科医師：何もなっていないのに、痛むのですね。
患　者：そうなんです。それなのに食事中は痛くないんです。
歯科医師：なるほど。
患　者：友達に話しても、誰もべろが痛い人なんていませんし。
歯科医師：だから不安になったのですか。

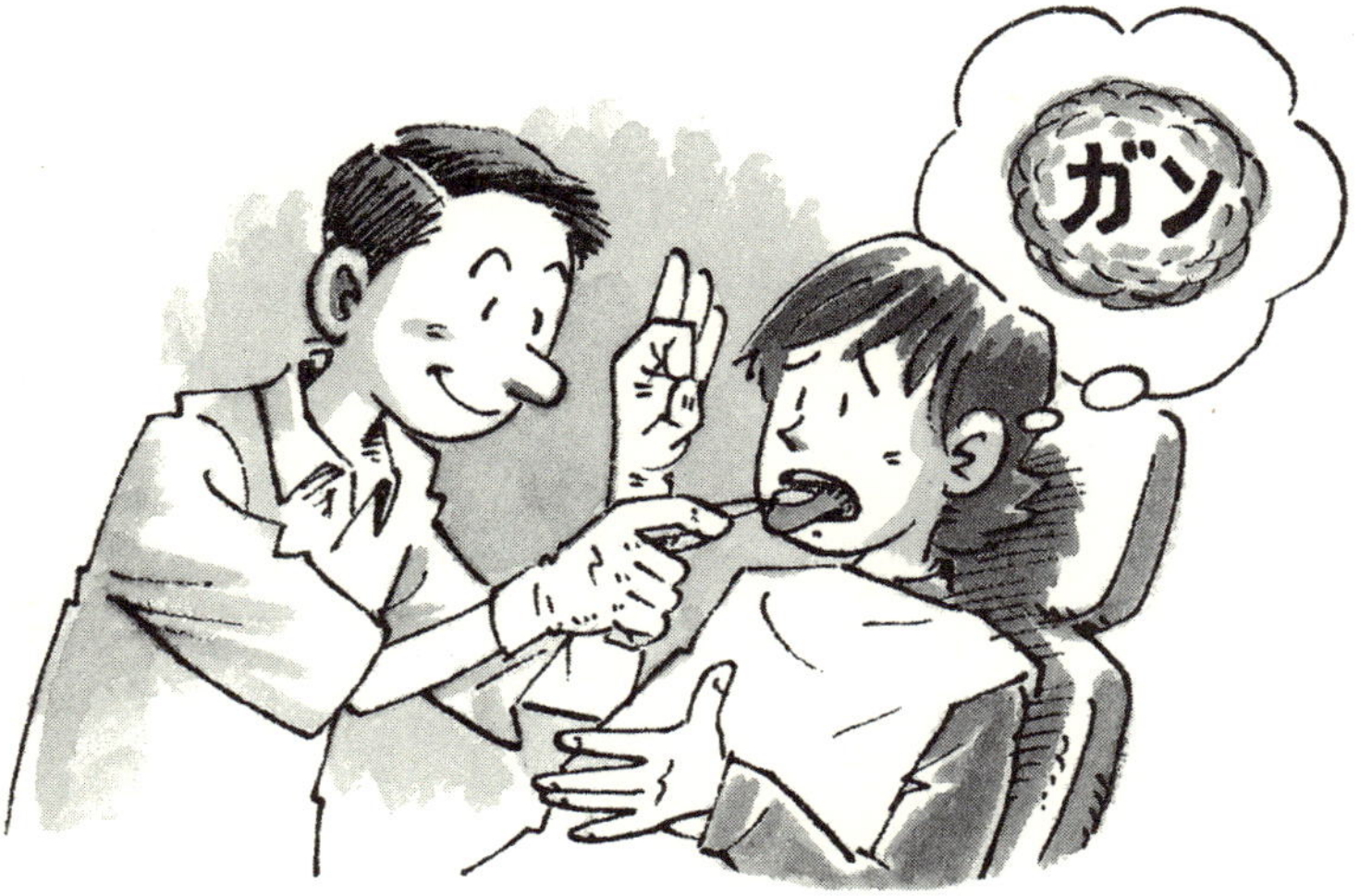

患　者：はい。それでたまたま新聞の記事で舌ガンの記事を読んで、自分も舌ガンなんじゃないかと思って。

歯科医師：そうですか。

患　者：私もガンになったのではないかと思うと心配で心配で……。

歯科医師：ガンに対する不安がずいぶんと強いみたいですね。

患　者：はい……（言いよどむ）、母を肺ガンで亡くしているものですから……。

歯科医師：それでよけいに、不安が強くなられたのですね。

患　者：はい。先生、私は舌ガンなのでしょうか？

歯科医師：○○さんの症状からすると、ガンの可能性はきわめて低いと思います。ガンの場合、べろの表面に潰瘍ができたり、硬くなったりすることが多いからです（白板症などの写真を見せる）。

患　者：それでは、この痛みは何が原因なのでしょうか？

歯科医師：その症状からすると舌痛症だと思います。

患　者：ぜつ、つ……？

歯科医師：舌が痛む症状と書いて、舌痛症です。べろの表面が何もなっていないのにピリピリ痛むもので、中高年の女性に多い病気です。

患　者：はあ、舌痛症ですか。初めて聞きました。

歯科医師：結構、多い病気なんですよ。

患　者：これは治るんでしょうか？

歯科医師：すぐに良くなるということはありませんが、徐々にですね。

患　者：もし、ガンだったらどうしましょう……。

歯科医師：それなら、念のため大学病院で詳しく調べてもらったほうがいいかもしれませんね。

患　者：そうですね、そのほうが安心します。

歯科医師：では、紹介状を書きますので。

患　者：はい、よろしくお願いします。

舌痛症は、舌の表面に器質的異常を認めないものの、ピリピリとした痛みを訴えるのが特徴です。舌の痛みを訴える患者さんは神経質な方が多く、訴えも時に執拗になるので、対応もナラティブを考慮しないケースのように邪険になりがちです。しかし、患者さんは痛みの存在をまず認めてもらいたいと考えています。舌の表面に痛みの原因となる明確な異常がないにもかかわらず、痛みがあるという事実を歯科医師側にわかってもらいたいのです。

そのため、ナラティブを考慮している場合では、患者さんの訴えを受容することから始めています。患者さんの訴える症状（痛み）の存在とそれにともなう不安を受容・支持し、ガンに対する不安という一連のナラティブを理解しようとしているのです。

結果的に大学病院に紹介するというのは同じですが、ナラティブを考慮しない場合では、患者さんは邪魔者扱いされて大学病院に送られたという印象になります。一方、ナラティブを考慮した場合は、舌の痛みに対する受容と支持を行っているために、患者さんは自分の痛みの存在を認めてくれたことを十分に理解しています。そして、舌の痛みに対する不安のナラティブの根底には、実母をガンで亡くしたというナラティブがあることが引き出されたのです。そのため、大学病院で精査するということに対しても、能動的な態度で向き合おうとしています。

コーヒーブレイク

歯科医師の社会的信頼度と患者さんのＱＯＬ

日本リテイル研究所は、毎年「職業信頼度調査」を行っています。これは一般市民が信頼を寄せる職業のランキングで、２００５年のトップ10は、①消防士／②裁判官／③薬剤師／④エンジニア／⑤看護師／⑥弁護士／⑦医師／⑧精神科医・カウンセラー／⑨保育士／⑩介護福祉士となっています。歯科医師は年々順位を下げつづけており、今年は12位でした。「師」という名がつく医療関係職種のなかでは最下位です。

私たち歯科医師は、歯科界を取り巻く困難な状況にとらわれ、本来の存続意義、意味を忘れてはいないでしょうか。医院の経営や自分の生計を立てることは大切ですが、歯科医療は患者さんのためにあることを忘れず、利益はあとからついてくるべきだと考えたいものです。予防、インプラント、義歯、歯周治療など、歯科医師によって得意な分野は異なっても、それにより患者さんの健康、ＱＯＬ向上への貢献を行いながら、利益を出していくという意識をもつこと。その意識の欠落こそが、現在、国民から歯科医師が今ひとつ信頼されていない現状の一因なのではないでしょうか。

第6章

NBMを生かすクリニックづくり

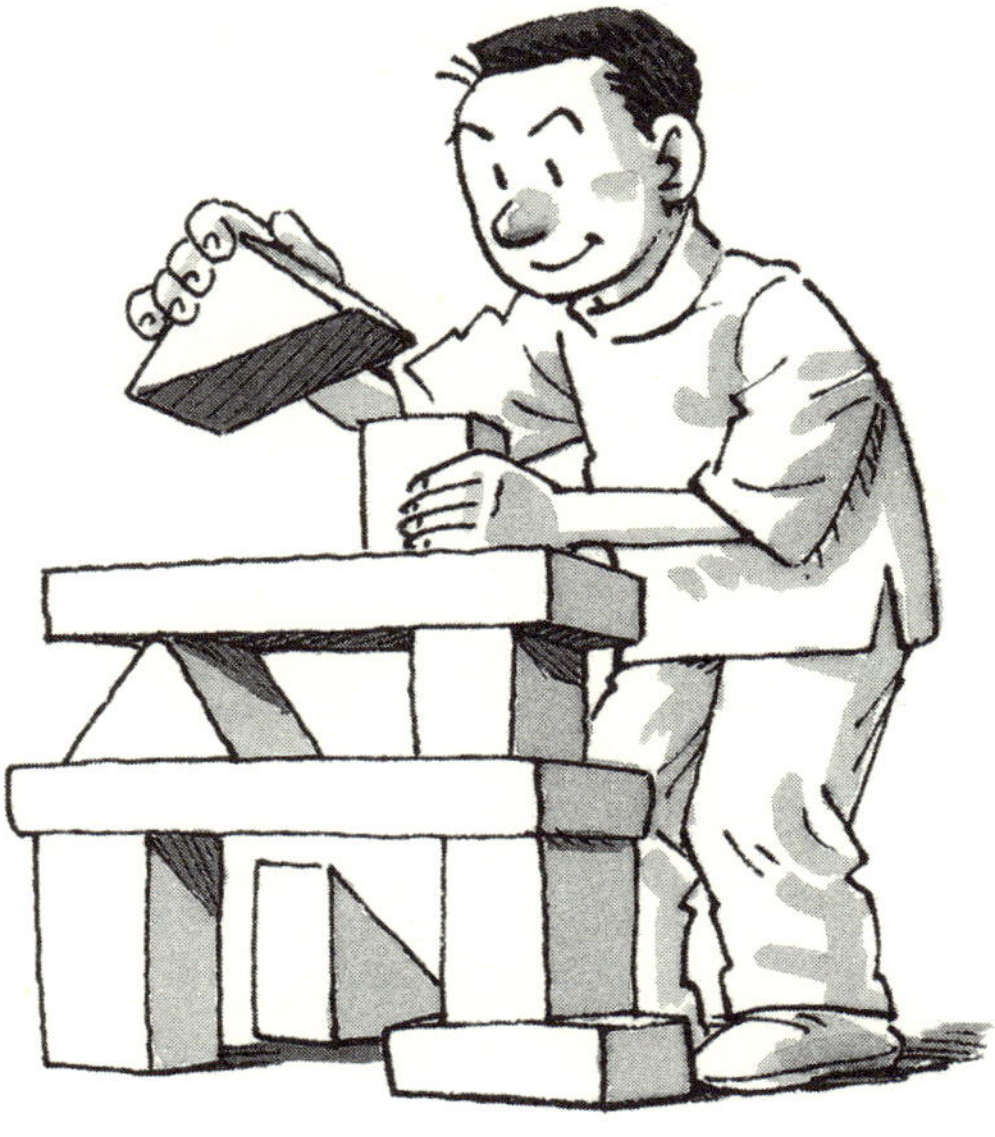

パラダイムシフト

岩田健男先生は以前、次のように述べていました。

「今までの旧来型歯科医院は、院長だけが主役、つまり主役だけが出番の〝歌舞伎型〟だった。しかし、未来型歯科医院は〝ミュージカル型〟つまり歯科衛生士・歯科技工士・歯科助手・受付といった、医院にかかわるすべての人びとに出番があるスタイルになっていく」

本書では、これまで主に歯科医師を中心としたNBMおよびコミュニケーションについて述べてきました。しかし、実際の医院には歯科衛生士・歯科技工士・歯科助手・受付などさまざまな業種の人間がいて、彼らと一緒に医院が成り立っています。そして、歯科医師には歯科医師のナラティブが、歯科衛生士には歯科衛生士のナラティブが、歯科技工士には歯科技工士のナラティブがそれぞれあるのです。

このとき、医院内においてスタッフの間でのナラティブの理解・実践がなされなければ、当然、そこに来院する患者さんのナラティブを理解することはできません。スタッフ間のコミュニケーションがうまく取れなければ、患者さんにもそのことが伝わり、患者さんとのコミュニケーションもうまく取れなくなってしまいます。自院のナラティブを形成し、NBMを基盤とした医院づくり目指すのであれば、スタッフ同士、相手の価値観を理解し、十分なコミュニケーションを取れる環境（医院）づくりから始めるべきです。

相手の価値観を理解することは、相手のナラティブを理解することに等しいと言えます。すでに述べたとおり、現在の歯科医療は歯科医師が一人でできることは限られており、歯科衛生士、歯科技工士、歯科助手、受付といったコ・デンタルスタッフとのチームプレーの上に成り立っています。患者さんに対して、歯科医師とコ・デンタルスタッフそれぞれが各立場でのNBMを実践し、医院として統一されたNBMにならなければ、患者さんに感動を与えることは難しいと言わざるを得ません。

たとえばある歯科医院で、歯周治療・歯内治療・義歯・インプラント・矯正などの各分野のエキスパートを集めて、一人の患者さんをそれぞれの専門家が分担して治療を行ったとします。各分野のエキスパートですから、それぞれの診療内容において最高の治療を行うでしょう。しかし、治療が完了したときに、患者さんが必ずしも満足するかどうかは疑問です。主治医が不在の状況であり、統一した治療方針が定まっていなければ、患者さんは混乱してしまうかもしれません。

こうした状況においては、いわゆる「合成の誤謬」が生じています。つまり、一つ一つは正しくとも、すべてを合わせると間違った結果になってしまう。NBMを生かすクリニックをつくる際には、まずこのような点に注意する必要があります。院長のナラティブ、勤務医のナラティブ、歯科衛生士のナラティブ、歯科技工士のナラティブがそれぞれ正しくとも、それらをそのまま足し合わせて、歯科医院のナラティブができるとは限りません。治療において合成の誤謬を生じさせないためには、歯科医院としての共通のナラティブが必要となってきます。

自院にとって共通のナラティブを築くうえで欠かせないキーワードとなるのが、「ホスピタリティー（Hospitality）」です。この章では、ＮＢＭを生かすためのクリニックづくりに必要不可欠な根本概念であるホスピタリティーについて、さらには、医院の中でナラティブを理解・実践し、自院のナラティブを形成するための具体的な手順ついて説明していきます。

ホスピタリティー

赤石健司先生は、筆者らに次のように語ってくれました。

「歯科医療の原点はホスピタリティーである。ホスピタリティーはオフェンスとしての高度の治療技術、ディフェンスとしての安定的歯科医院経営、そして何よりこれらを統合する医療者の高潔な全人格によってのみ担保されるのである」

ＮＢＭを臨床に生かすための技法として、デンタルカウンセリング、デンタルコーチングのさまざまな技法を第４章で解説しました。これらを用いてＮＢＭを日常臨床に応用していくにあたり、まず必要となってくるのがこのホスピタリティーです。日本語では「親切なもてなし、歓待、厚遇」などと訳され、その根底にあるものは「思いやりと誠意」だとされます。ホスピタリティーは、現在いろいろな業種・業界に関してその必要性が語られています。たとえば料理人であれば、美味しいものを作ることそのものが目的なのではなく、料理を通じて味わった人びとを幸せな気持ちにすることが最終的な目標である、といった考え方です。歯科医院に当てはめれば「歯科医療を通じて、患者さんに幸せになってほしい」ということになるでしょうか。もっとも、この「ホスピタリティー」という言葉、語源がラテン語の「ホスピス」であることからもわかるとおり、もともと病院や医療と深い関係をもった言葉なのです。

歯科医院は、これまで多くの人々に忌み嫌われる場所の代表格だといわれてきました。歯科治療は怖い・痛いといったイメージがともなうために、内科や耳鼻科などの診療科と比べて、患者さんが歯科を受診するまでには相当の覚悟が必要なのは確かです。歯科医院のドアを開けるのは、清水の舞台から飛び降りるといった感じの場合もあるでしょう。

しかし、そのような経緯で来院した患者さんに対して、来院してから医院を出るまでの間に、治療はもちろん、待合室の雰囲気・誘導・会話・会計などを通して「ホスピタリティー」を感じさせることができれば、どうでしょうか。これまで怖い・嫌だと思っていた場所で感じた「親切なもてなし、歓待、厚遇」、さらには「思いやりと誠意」の印象。それは患者さんにとって喜びであり、深く心に残るはずです。

このように、歯科治療を通して患者さんに喜びや感動を与えることこそ歯科医療におけるホスピタリティーであり、医院の基盤となるものです。ホスピタリティーなくしてNBMは成立しえません。前述したように、これからは「心の時代」になるといわれており、阿部博幸氏の言葉をもう一度借りれば、健康を取り戻しただけでは、人は幸せになれないといえます。幸福には、体の健康とともに精神的な喜び、感動などが重要であることが徐々にわかってきたのです。このことはもちろん歯科医療に対しても当てはまります。単に患者さんのう蝕や歯周病を治療するだけでなく、歯科治療を通して患者さんに喜びや感動を与えるようにしていく必要があるのです。そのため、患者さんやスタッフを思いやる気持ち、つまりホスピタリティーをもって診療していく必要があります。

クリニックづくり

図6－1にNBMを生かすためのクリニックづくりのステップを示します。

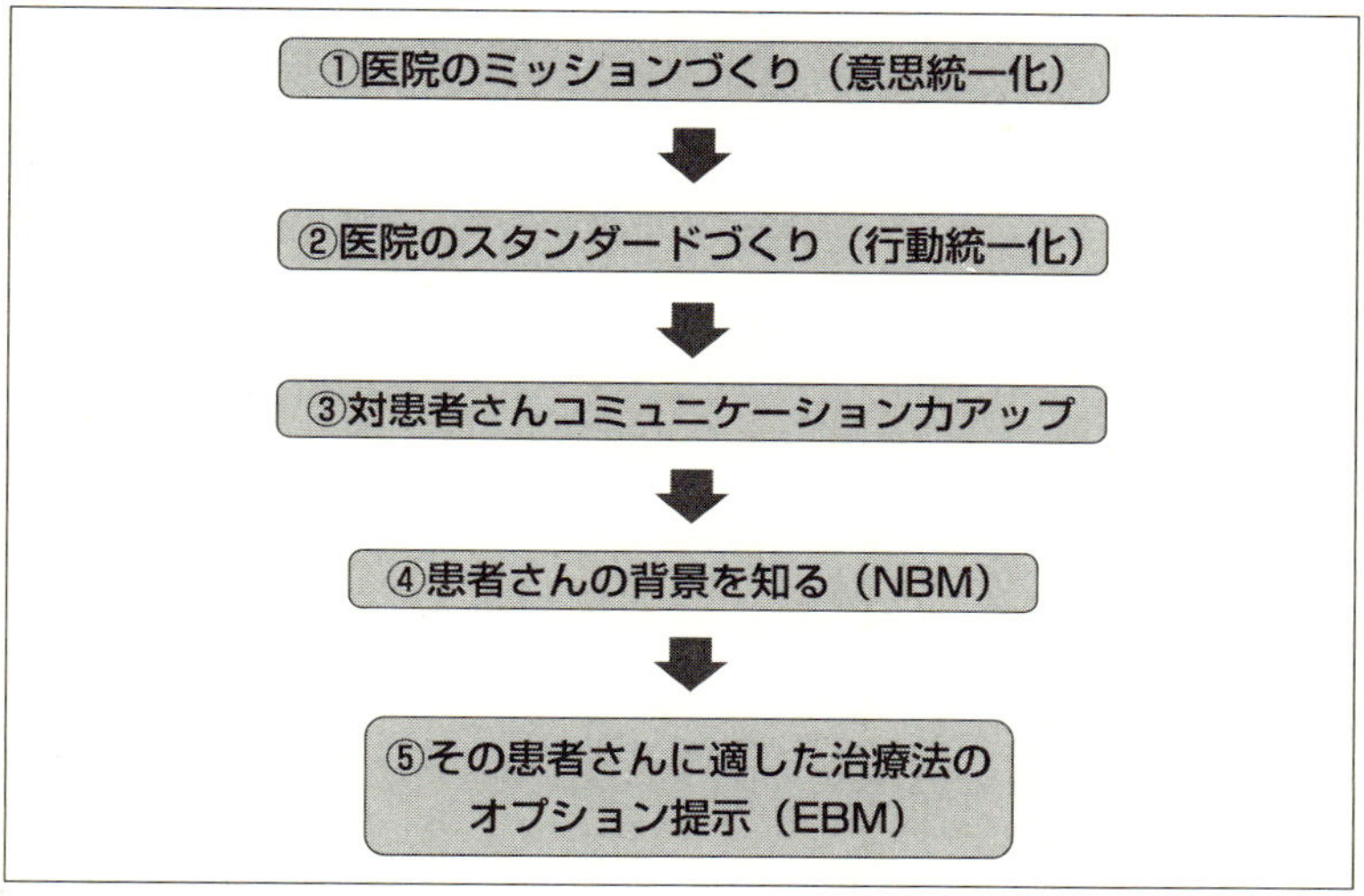
①医院のミッションづくり（意思統一化）
②医院のスタンダードづくり（行動統一化）
③対患者さんコミュニケーション力アップ
④患者さんの背景を知る（NBM）
⑤その患者さんに適した治療法のオプション提示（EBM）

図６－１　NBMを生かすためのクリニックづくり。

ステップ１――医院のミッションづくり（意思統一化）

まず必要となるのが、医院としてのミッションです。ミッションとは、企業の基本理念となるもので、歯科医院では「私たちはどのような歯科医院をつくり、どのような患者さんにどのような治療をしていきたいのか」、そして「なぜそう考えるのか」というところまで突き詰めて考えた結果を形にしたものです。

このミッションのもっとも有名なものが、リッツ・カールトンの「クレド」でしょう。クレドの日本語の意味は「信条」「哲学」となりますが、つまりは従業員の行動基盤となっているものです。このクレドには、リッツ・カールトンの基本理念と行動指針が示されており、従業員はそれに自分の行動を照らし合わせながら、顧客に感動を与えるためにパーソナルなサービスを行っていると言います。リッツ・カールトンがほかのホテルよりも若干高い13％というサービス料（普通は10％）にもかかわらず、あれだけ多くの人びとに支持される理由はここにあるのです。

また、ジェームズ・C・コリンズとジェリー・I・ポラスは、彼らの著書の中で興味深い報告をしています。ビジョナリーカンパニーとよばれる業界の超一流企業と比較対象企業（ビジョナリーカンパニーにひけをとらない一流の優良企業）をそれぞれ比較した結果、ビジョナリーカンパニーに共通してみられたのは、基本理念、つまりミッションが必ず存在していたということです。そして、面白いことに比較対象企業には、一社としてこの基本理念が存在しなかったのです。

超一流企業の発展には、基本理念となるミッションが関与していることは明らかで、これはもちろん歯科医院にも当てはまります。こうして作成したミッションをもとにして、歯科医師、歯科衛生士、歯科技工士、歯科助手、受付など院内で働くスタッフ全員の意思統一をはかり、歯科医院に働く全員が同じベクトルを向くようにしていくのです。

ステップ2 ――医院のスタンダードづくり（行動統一化）

次に、作成したミッションにのっとり、スタッフ全員の行動の統一化をはかっていきま

コーヒーブレイク

メルク社（ビジョナリーカンパニーの一つ）のミッション

①われわれは人びとの生命を維持し、生活を改善する仕事をしている。すべての行動は、この目標を達成できたかどうかを基準に、評価されなければならない／②誠実で正直であれ／③企業として社会に責任を果たす／④科学による革新を起こして、模倣はしない／⑤すべての点で超一流になる／⑥利益を追求するが、人類に貢献する仕事から利益をあげる

メルク社がアメリカの有名な製薬会社なのは、ご存知のとおりです。そして以上のようなミッションの内容は、歯科医療に通じる部分が多々あります。また、創業者のジョージ・メルクⅡ世は、次のような言葉も残しています。

「私は、当社が確実に守ろうとしてきた主義を明確にしたい。医薬品は患者のためにあることを忘れない。医薬品は人々のためにあることを絶対に忘れてはならない。医薬品は利益のためにあるのではない。われわれがこの点を忘れなければ、利益は後から必ずついてくる。このことを肝に銘じていればいるほど、利益は大きくなる」

す。これは、スタッフの行動をファーストフードのようにマニュアル化することではありません。ミッションにのっとった必要最小限の行動基準のなかで、必ずやること、および絶対にやってはいけないことの2点を規定するものです。この最低限のルールを守りさえすれば、あとはスタッフがミッションにもとづいて各自の判断で行動できるようにしていきます。

そして、このルールは業務ごとの行動スタンダードからなります。受付業務、診療業務、患者さんの接遇などそれぞれについて、行動の基準となるスタンダードを作成していきます。スタンダード作成にあたっては、院内のスタッフ全員で十分意見を交換しながら作成する必要があります。このスタンダードが、スタッフの行動に対する院長の願望となり、スタッフを縛るためのものにならないよう注意する必要があります。

図6-2に私たちが用いているスタンダードの一部を例として挙げます。「患者さんとの会話時はマスクをはずす」「患者さんへの説明には専門用語を避ける」といったごく当たり前のことが定められています。こうしてスタンダード作成後、それを医院内の全スタッフへと浸透させていきます。スタンダード導入初期段階には外部講師や各種講習会・セミナーなどを利用するのも効果的でしょう。そして、定期的に院内のスタッフで練習することで、スタンダードの徹底とレベルアップをはかっていくのです。

治療時対応スタンダード

必須	原則	応　対　基　準
○		歯科医師、技工士の**身だしなみ**チェック（手、爪、白衣、髪、顔、マスク、靴の清潔感と臭い、特に酒やタバコの臭い）
○		**マスクを外し目を見て挨拶**したら、一言**世間話**をする 紹介の新患の場合は「**○○さんのご紹介でいらしたのですね**」
○		今日の**体調**を聞く（特に老人）
○		前回の治療の**具合**を聞く
○		今回の治療説明を明確に行ない（鏡、カメラ、レントゲンなどを有効活用）**同意を得る**
	○	初診時から２～３回目で**治療回数、期間**、などを説明する。その際治療計画書をなるべく使用する
○		治療説明には**専門用語は避け**、分かりやすい言葉で説明する。その際社会人として**ハイレベルな言葉遣い**を心がける
○		**自費説明**は、料金表を使用し明確に幾らかかるかを説明する
○		治療説明を行なう位置は患者さんの**横**、長引くときは**椅子を起こしマスクを外し**て行なう
○		チェアに寝ている患者さんの**顔の上で器具**を使った作業は絶対にしない
○		スタッフは**治療中の歯科医師には声をかけない**。伝達はメモかカルテを見せることで行なう
○		他のスタッフから呼ばれて移動するときは、その旨を患者さんに**声をかける**
	○	技工士を患者さんに紹介するときは、担当医の紹介によって技工士が**名刺**を差し出しながら挨拶をする。その際**マスク**は外して患者さんの**目を見る**

図６－２　いしかわ歯科医院のミッション。（一例）

ステップ3　――対患者さんコミュニケーション力アップ

患者さん一人ひとりに合ったホスピタリティーあふれるオーダーメイドの診療を行うには、患者さん自身を知っていく必要があるます。これに役立つのが、第4章で述べた、よりよいコミュニケーションのためのカウンセリング、コーチングツールです。それらについては、第4章をご覧ください。

ステップ4　――患者さんの背景を知る

患者さんの背景を知るということは、つまりナラティブを知るということです。ナラティブについては、本書で今まで繰り返し述べてきました。いまさら繰り返す必要もないでしょう。

ステップ5　――その患者さんに適した治療法のオプション提示

前の章でも何回か述べましたが、歯科口腔外科疾患は、私たち歯科医師が直接手を加えなければ、最終的な治癒ということはありえません。ＮＢＭを理解し、患者さんとのコミュニケーション能力があったとしても、それだけでは患者さんを治せないのです。ですから、ここで患者さんに示す治療法のオプションも、ＥＢＭに基づいた技術に裏打ちされたものである必要があります。

コーヒーブレイク

患者さんは「板」ではない

最近、インプラントに関して性能的にも治療技術的にも大幅な進歩がみられ、それにともなって、インプラントの恩恵を受ける患者さんも着実に増えています。しかし一方で、学会やセミナー、講習会などで一部の先生たちが次のような会話をしているのをしばしば耳にすることがあります。

「昨年は、（インプラントを）○○本打った」「来年は、もっと増やして○○本打ちたい」……。インプラントは釘ではないし、まして患者さんは板ではありません。ホスピタリティーある歯科医師ならば、インプラント治療によって何人の患者さんを幸福にしたかを、まず考えるのではないでしょうか。

どのような最新の機器と治療技術を用いても、ホスピタリティーがなければ、患者さんの感動は得られないでしょう。ましてや、歯科医師の虚栄心や学会発表のために、積極的にインプラント治療を行うのは疑問です（実際、このような先生はごくわずかでしょうが）。

おわりに

私は、もともとコミュニケーションが苦手です。このように書くと、苦手な人間がなんでこのような類の本を書いて……、と言われそうですが、苦手なぶん、逆に人一倍関心を持ったのも事実です。

そのため昔から、心理学やコミュニケーションなどの本を機会あるごとに少しずつ読んできました。そして、それらの学んだテクニックを実際の人間関係や診療に試し、実践してきましたが、イマイチ効果がありませんでした。それは、見かけ上はうまくいっても、どうしてもテクニック依存となってしまい、うまくいくことのほうが実際、少なかったように思えます。

たとえば、スポーツでも本でいくらテクニックを学んで、試してみても上達するには限界があります。それと同じで、人と人とのコミュニケーションでは、テクニックやちょっとした知識だけではどうしても表面的な関係になりがちです。夫婦が、親子が、兄弟が、あれだけお互いのことをわかり合えているのは、長い年月をかけて同じ時間を過ごし、ともに笑い、涙し、ときにけんかをし、少しずつお互いを理解してきたからでしょう。他人だったら、ちょっと腹が立つような言い方を家族がしたとしても、許せると思います。それは、相手のことをよく理解しているからです。きっと、疲れているのだろうとか、仕事が忙しいからそんな言い方をするのだろうとか、わかるわけです。これが実はナラティブなのです。

本書の中で、ナラティブを繰り返し、わかりやすく説明したつもりですが、こう考えていただければいいと思います。自分の大切な人を理解しようとすること、これが相手のナラティブを理解することなのです。

NBMとは、これに近いことを医療の中で実践していくことだと思います。NBMと出会っていろいろと勉強してから、自分の日常にそして人生に少しだけ、ゆとりが出てきたのも事実です。人と人とのコミュニケーションでは、いろいろなことが起きます。10代のころは「あの人は絶対に許せない!!」と思ったことでも、今では「これもあの人のナラティブなんだ……」とようやく思えるようになりました。また、歯科医師になりたての頃は、患者さんの訴えを受容できず、何を伝えていいのかわからず、おろおろするばかりでした。

しかし、NBMや心理学、コーチングを学んで、少しだけ、会話のキャッチボールができるようになってきました。そして、時に患者さんとコミュニケートしていて「本当に楽しい！」とも感じるようになりました。

私もまだまだＮＢＭについて知らないことがたくさんで、勉強途中の身です。ですから、今後ともＮＢＭ、心理学、コーチング、そしてＮＬＰ（Neuro Linguistic Programming：神経言語プログラミング）の勉強をもっともっと進め、デンタルカンセリング、デンタルコーチングをよりよいものにしていきたいと考えています。

本書で述べてきた知識とさまざまな技法は、患者さんのためのものです。患者さんにより快適に治療を受けていただき、感動していただく。それと同時に医療に関わる人すべてが快適に、プライドを持って働くことができるための手助けになることもまた願っております。本書が読者の皆様方のＮＢＭ理解の一助となり、勉強のきっかけになってくれれば幸いです。

最後になりましたが、学位論文をはじめ、多大なご指導をいただいている東京医科歯科大学大学院教授の海野雅浩先生、メディカルコーチングのご指導をしていただいているメディカル＆ライフサポートコーチング研究会代表の奥田弘美先生、心理学のご指導をしていただいた日本メンタルヘルス協会の衛藤信之先生、ご協力ありがとうございました。先生方のお力を借りなければ、本書が完成しなかったといっても過言ではありません。また、公私にわたって支えてくれた田中梓先生、田中照夫さん、田中葉子さん、そして、仙台の父昭、母京子、弟真昭には、この場を借りて御礼申し上げます。

芳賀浩昭

おわりに

私がＮＢＭに出会ったのは２００４年。それ以来、自分なりに研究を続けてきたが、知るほど理解に苦しみ、哲学の勉強をしているのではないかと思った時期もあった。それでも何とかこのＮＢＭが歯科領域で役に立てないだろうかと考え、自分なりの解釈をつけ加え、今回の出版にこぎつけることができた。

私自身、ＮＢＭを学んだことにより確認できたことは、当たり前のことではあるが、人それぞれ一人ひとりが主役であり、ナラティブ（物語）をもっているということである。医師といえどもその人たちにとっては、所詮、脇役に過ぎない。ただ立場上、大切な登場人物にはなるであろう。私としては患者さん、また私の周りの人たちの物語の中で、せめて名脇役になりたいと考えている。

今回の執筆にあたり、20年来の師である、岩田健男先生、赤石健司先生、また大切な友人であり臨床でのアドバイザーでもある明海大学・申基喆教授、慶應義塾大学の河奈裕正先生に多くの貴重なアドバイスをいただいた。この場をお借りし、感謝の意を表したい。

最後に、本書執筆の機会を与えてくださった佐々木一高社長に御礼を申し上げます。また、本書の制作に際し、さまざまな面でご協力をくださった赤石学さんをはじめ、クインテッセンス出版のスタッフ、およびいしかわ歯科医院のスタッフの皆様に感謝の意を表する次第です。

石川　明

20. 鈴木長明．心因性疼痛．日歯麻誌　2000；28（3）：369–371.
21. 高橋規子，吉川　悟．ナラティブセラピー入門．東京：金剛出版，2001.
22. トリシャ・グリーンハル，アンナ・コラード 著，斎藤清二 訳．健専門職のためのNBMワークブック　臨床における物語共有学習のために．東京：金剛出版，2004.
23. トリシャ・グリーンハル，ブライアン・ハーウィッツ（eds）．斎藤清二，岸本寛史，山本和利 監訳．ナラティブ・ベイスト・メディスン　臨床における物語りと対話．東京：金剛出版，2001.
24. 中尾弘之．現代精神医学第3版．東京：朝倉書店，1994.
25. 日本メンタルヘルス協会（ed）．カウンセリングトレーニングコース～生きる力が沸いてくる心理学セミナーBasic Course．大阪：日本メンタルヘルス協会，2005.
26. 日本メンタルヘルス協会（ed）．Psychology Training Course～生きる力が沸いてくる心理学セミナーAdvance Course．大阪：日本メンタルヘルス協会，2005.
27. 野口裕二．物語としてのケア　ナラティブアプローチの世界へ．東京：医学書院，2004.
28. 野口裕二．ナラティブの臨床社会学，東京：勁草書房，2005.
29. 芳賀浩昭，芝地貴夫，川島正人，大江智可子，鈴木長明，海野雅浩．心理的因子が10年来の慢性歯痛を引き起こしていた1症例．日歯麻誌　2004；32（2）：252–253.
30. 林田正光　リッツカールトンで学んだ仕事でいちばん大事なこと．東京：あさ出版，2005.
31. 林　恭弘．ポチ・たまと読む心理学「わたしの生きる道」を見つける練習ノート．東京：総合法令出版株式会社，2004.
32. 保坂　誠　歯科医院におけるコミュニケーション．東京都歯科医師会雑誌　2005；53（2）：57–64.
33. 本間正人．入門ビジネスコーチング．東京：PHP研究所，2001.
34. 村上和雄，阿部博幸．生きている．それだけで素晴らしい．東京：PHP研究所，2004.
35. 吉永　修．Dr. Ronald Goldstein　ハンズオンコースに参加して．the Quintessence　2005；24（2）：365–367.
36. ローラ・ウィットワース，ヘンリー・キムジーハウス，フィル・サンダール：コーチングバイブル 著，CTIジャパン 訳．東京：東洋経済新聞社，2002.
37. http://www.t-pec.co.jp/mental/2002-08-4.htm

◆参考文献

1．アーサー・クラインマン 著，江口重幸，五木田　紳，上野豪志 訳．病いの語り　慢性の病いをめぐる臨床人類学．東京：誠信書房，1996.
2．赤石健司．歯科医院経営入門．東京：クインテッセンス出版，1988.
3．American Psychiatric Association 著．高橋三郎，大野　裕，染矢俊幸 訳．DSM-Ⅳ-TR 精神疾患の分類と診断の手引．東京：医学書院，2002.
4．アンソニー・ギデンズ 著，松尾精文，藤井達也，叶堂隆三，松川昭子，西岡八郎，小幡正敏，立松隆介，内田　健 訳．社会学第 3 版．東京：而立書房，1998.
5．石川　明．自由診療マネジメントの秘策　ルイ・ヴィトンは雑貨屋では絶対に売れない？．Dental Frontier　2004 ; 29 : 66–69.
6．石川　明．自由診療マネジメントの秘策　自費率を確実に高める方策はあるか？．Dental Frontier，2004 ; 28 : 70–73.
7．石川　明，芳賀浩昭，田代香織．HBMに基づいた自由診療マネージメント　自由診療を無理なく増加させるために．顎咬合誌，2005 ; 25（1），(2) : 226–232.
8．岩田健男．日常臨床のためのオクルージョン．東京：クインテッセンス出版，2002.
9．衛藤信之．心の時代の幕開け　本当の幸せを求めて．東京：PHP研究所，1998.
10．岡山雅信．EBMと古いジャガイモ．EBMジャーナル　2000 ; 1（6）: 122.
11．奥田弘美，本山雅英．医療者向けコミュニケーション法　メディカル・サポート・コーチング入門．東京：㈱日本医療情報センター，2004.
12．上村恭弘　歯科開業学のすすめ⑦　自費率アップのためのワンポイントアドバイス　PART1．歯科医院経営，2003 ; 1（11）: 32–34.
13．上村恭弘　歯科開業学のすすめ⑧　自費率アップのためのワンポイントアドバイス　PART2　誰でも治せる仕事をしていたら生き残れない．歯科医院経営　2003 ; 1（12）: 33–35.
14．上村恭弘，河原英雄，河津　寛．歯科開業学　親父の小言に学ぶ．東京：クインテッセンス出版，2005.
15．川島正人．心に関連した痛みについて．日歯麻誌 2004 ; 32（2）: 182–184.
16．斎藤清二，岸本寛史．ナラティブ・ベイスト・メディスンの実践．東京：金剛出版，2003.
17．ジェームズ・C・コリンズ，ジェリー・I・ポラス．ビジョナリーカンパニー　時代を超える生存の原則第1版．東京：日経BPセンター，2002.
18．神野成治．口腔領域のペインクリニック　一般臨床医に役立つ麻痺と痛みの対処法（下）　精神的関与が疑われる症例について．日本歯科評論　2004 ; 64（12）: 151–162.
19．菅原裕子　コーチングの技術．東京：株式会社講談社，2003.

〔監著者・著者のプロフィール〕

石川　明（いしかわ　あきら）

1958年１月　東京都練馬区生まれ
1983年３月　日本大学松戸歯学部卒業
1988年９月　医療法人社団明翔会 いしかわ歯科医院設立
2000年４月　臨床研修医指導医
2003年４月　DHA（デンタルヘルスアソシエート）講師
2004年11月　日本顎咬合学会指導医

現在、医療法人社団明翔会いしかわ歯科医院理事長。心理カウンセラー（日本メンタルヘルス協会公認)。メディカル＆ライフサポートコーチ（メディカル＆ライフサポートコーチング研究会公認)。

臨床医として歯周治療および臨床補綴治療、特に審美治療、インプラント治療に力を入れ、臨床研修医指導医として後進の指導にあたっているほか、DHA講師、ブローネマルクインプラント公認トレーナーも務める。また、数年前より各地の歯科医師会、各学会、コンサルティング会社でのコースなどにて歯科医院活性化の方法や対患者・対スタッフとの良好なコミュニケーション法についての講演を行っている。十数軒の歯科医院のアドバイザーも務め、ほとんどの医院でのリコール率・自費率向上を達成している。

芳賀　浩昭（はが　ひろあき）

1976年３月　宮城県仙台市生まれ
2001年３月　東京医科歯科大学歯学部卒業
2005年３月　東京医科歯科大学大学院修了
2005年10月　東京医科歯科大学歯学部附属病院医員
2005年11月　歯学博士

現在、国立成育医療センター手術・集中治療部勤務。医療法人社団明翔会いしかわ歯科医院非常勤歯科医師。心理カウンセラー（日本メンタルヘルス協会公認)。メディカル＆ライフサポートコーチ（メディカル＆ライフサポートコーチング研究会公認)。

歯科医学生の頃より心理学の勉強を始め、現在まで共著者の石川氏とともに歯科医院活性化の方法や対患者・対スタッフとの良好なコミュニケーション法を長年にわたり研究・実践する。NBMと出会った後は、心理学、コーチング、NBMを組み合わせたデンタルコミュニケーションの理論および技法を石川氏とともに確立し、精力的に講演・執筆活動を行っている。最近ではNLP（Neuro Linguistic Programming：神経言語プログラミング）に着目し、自身の理論に取り入れるべく、さらなる研究を続けている。

ナラティブに基づいたデンタルコミュニケーション
――NBMからはじまる新しい歯科医療

2006年 6 月10日　第 1 版第 1 刷発行

監 著 者　石川《いしかわ》　明《あきら》

著　　者　芳賀《はが》　浩昭《ひろあき》

発 行 人　佐々木一高

発 行 所　クインテッセンス出版株式会社
東京都文京区本郷 3 丁目 2 番 6 号　〒113-0033
クイントハウスビル　電話 (03) 5842-2270（代表）
(03) 5842-2272（営業部）
(03) 5842-2276（編集部）
web page address　http://www.quint-j.co.jp/

印刷・製本　シナノ印刷株式会社

ISBN4-87417-910-X　C3047

定価はカバーに表示してあります